がん患者自立学

近藤誠

晶文社

装丁　佐藤直樹＋菊地昌隆（アジール）

がん患者自立学　目次

――近藤誠先生は、一九九六年『患者よ、がんと闘うな』（文藝春秋）以来、現在、日本で行われているがん治療に異を唱えておられます。患者の利益を考えたら、「がんは治療しないのがいちばん安全で長生きできる」と主張されています。当然、医療界からは反発されるか、あるいは黙殺を決め込まれています。がん治療のガイドラインからすれば、大きくはずれており、わかる人にしかわからない考え方かもしれません。しかし、じっくりと先生の本を読まれ先生の外来を訪ねてこられる人たちもいるし、二〇一二年の『医者に殺されない47の心得』（アスコム）は一〇〇万部を超えるベストセラーとなりました。

長年、たった一人で、医療界のがん治療のあり方を変えたいと奮闘してこられた近藤先生ですが、何をどのように変えたいと思ってきたのか？　なぜ、がんを治療せず、放置したほうがいいと思うようになってきたのか、その考え方の背景を本書では、さぐっていきたいと思っています。

まずは近藤先生が提唱している「がん治療」に関するいくつかのことをおさらいし

ておきます。なお本書で「がん」と言う場合、胃がんや肺がんのように、がん細胞がカタマリ（腫瘤《しゅりゅう》）をつくる「固形がん」を意味し、白血病や悪性リンパ腫など「血液のがん」を除外しています。

- 健康診断やＰＥＴ《ペット》（ポジトロン断層撮影）などの検診は受けない。調子が悪くないのなら病院に近づかない。
- がん治療はよくよく考えて決める。自覚症状がないなら、放置するのがいちばんよい。

なぜ治療をしないのかについては、がんの性質が大きく関与しています。がんの性質は以下のとおりです。

- 早期発見すればがんは治るというのは間違い。
- がんの性質は運命的に最初から決められており、はやばやと転移しているがんと、

発見がおそくなっても転移しないがんに分かれている。なので、はやく見つけて
　治療したとしても、治らないがんはある。

現在のがん治療が功を奏していないことの根拠のひとつが、がんを早期発見された総数は増えているけれども、死亡する人は減らないことです。つまりはがんは、再発や転移をするがんと、そうではないがんに分かれていて、いくらがんを早期にみつけても、死亡率は下がらないというのが近藤先生の主張なのです。

本書のインタビュアーは疫学者の三砂《みさご》ちづるさんと晶文社の編集者（患者としています）の二名です。

三砂さんはロンドン大学衛生熱帯医学院研究員とＪＩＣＡ（国際協力機構）疫学者として、世界中で疫学研究、国際協力活動に携わってきました。主にリプロダクティブ・ヘルスの疫学研究を元にしながら、世界中のお産の現場を見て、支援をしてきました。また三砂さんの夫である川辺金蔵さんは、近藤先生の『「治らないがん」はど

うしたらいいのか』（一九九九年、メディカルトリビューン）の担当編集者です。川辺さんは二〇一三年がんと診断され、近藤先生のセカンドオピニオン外来を訪ねています。残念ながら、川辺さんは二〇一五年に亡くなられましたが、三砂さんは川辺さんを自宅で看取りました。三砂さんは疫学者として、またがん患者の家族としても、近藤先生にさまざまな疑問をぶつけていきます。

本書の担当編集者は、二〇〇五年、胸のしこりを見つけ、慶應義塾大学病院の近藤先生の外来へ飛び込みました。胸の部分切除と放射線治療をしています。抗がん剤治療やホルモン療法は受けていません。近藤先生に言われるままに、その後「がんを忘れて暮らし」ています。父を肺がんで、母を肝臓がんで亡くし、病院での治療の現場をたくさん見ています。不安にふるえる患者のひとりとして、近藤先生に質問します。

本書は、基本的にインタビュー形式ですが、二人を前にした、近藤誠医師のがんという病気をめぐる講義でもあります。医療という身近な問題について、多くの方々とともに考えていきたいと思います。

何を変えたいと思っていたのか？

三砂　近藤先生の本は、科学的根拠に基づいて緻密に書いてあって、医師をはじめとする専門家に読んでもらいたいような本ですね。結果としてそのような本を一般の人も読んで、よく売れているわけです。「科学的根拠」というのはそもそも、絶対的なものはあり得ず、この今ある医学の枠組みの中で、できるだけ説得力のあるデザインの疫学調査をして、その結果をふまえて、どういうふうによりよい医療を選択していくか、という役割のものです。科学的根拠を提示して変えることができる、あるいは科学的根拠の存在で変わる可能性があるのは、ですから、患者ではなく、医療のシステムですね。先生は、だから、まず、医療のシステムを変えたい、と思って仕事をなさってこられたのでしょうか。

その上で、先生の本を読む一般読者への先生からのメッセージとしては「医療をもっと相対化しろ」ということなのかな、と思います。医療をやみくもに信じるのではなくて、それを相対化できるように、病院で提供していることも、ひとつの情報だというふうに考えられるようにならないと、なかなか厳しいんだということを、一般の人に対しては最終的におっしゃりたいのかなというふうに考えていました。

近藤　相対化ということは、世の中に絶対的なものはないから、疑え、考えろ、ってことですね。それについては当たっています。

でも、本を書いて意見を言うことで、必ずしもシステムを変えたいと思ったわけではないんだよ。むしろ、そういう願望はいだかないようにしている。ただ例外もあって、乳がんの乳房温存療法は、広めたいと強く思いました。

順を追って話すと、一九七三年に医者になったとき、がん治療をやるつもりは全然なく、放射線科には診断をやりたくて入りました。内科的疾患の勉強もできそうだし、もう子どもがいたから、暇そうなのも魅力だった。ところが研修医は、半年ごとにローテーションして、診断と治療と半分ずつやらなくてはいけない。最初は治療から で、病棟に行ったら驚きました。患者がみんな末期がんで、呼吸のために首に永久気管孔があけられていた人が大部分。その孔《あな》からタンがひっきりなしに出て、ゼコゼコと苦しがるからタンを吸引すると、気管を刺激してもっと苦しむ。

がんの告知が絶対的なタブーの時代で、全員の病名が良性疾患ということになっていた。すると、涙をみせて、がんと知られたら大変だからと、家族でさえ、患者と本音の話ができなくなる。医者やナースとはもちろん意思の疎通ができず、病棟の雰囲気は暗くて、最悪。なんでこんな科に入ったんだろうと後悔したけど、もう引き返せないから、がん治療について一生懸命勉強するようにもなった。そして、どう考えても、死にそうな人に抗がん剤をやるのはおかしいとか、いろいろ疑問をいだくようになっていきました。

それらが下地となって、一九八〇年にアメリカ留学から戻って、病棟を自分の思いどおり運営できるようになったとき、いろいろ改革しました。日本で初めて、がんという病名を全員に告知し、固形がんに対する抗がん剤治療は病棟から追放。半面、悪性リンパ腫は抗がん剤で治るから、日本で真先にいちばん強い抗がん剤治療を行った。ただただ、どうしたら患者さんがラクに安全に長生きできるかだけを考えてやってきました。

その場合、自分が始めたことが世の中に広まってほしいと願うかというと、新しいことに取り組んでいる最中は、そういう気持ちはわかないんだよ。うまくいく一〇〇パーセントの確信はないわけだし。ただ悪性リンパ腫の抗がん剤治療は、成績が改善していると実感したとき、日本に広まったらいいなと思いました。それまで一、二期の五年生存率が三〇パーセントだったのが、八〇パーセントに改善したので、それを学会に発表したら、内科医たちに「放射線科医にやられた」って言われました。同じような発表があとひとつか二つあって、それぞれ同じように成績が改善していたから、もうあっと言う間に日本中に広まった。

三砂　クスリを使ったら治るというようなことは流行りやすい、広がりやすいですよね。

近藤　うん、そうなんだ。で、そんなことをしているなかで願ったのが、乳がんの乳房温存療法。すでに欧米では標準治療になっていたので、日本で広まるのは当然じゃないか、と思いました。だから学会に発表し、医学論文を書き、一般の人たちに知らせようと新聞社に働きかけて記事を載せてもらった。だけど、お乳を残しても全摘しても生存率は同じ、という話だから、外科医はそれまでの術式（全摘）に執着して、なかなか広がらない。

一九八六年の乳癌研究会（日本乳癌学会の前身）は、僕が日本ではじめて温存療法のケースをいくつか紹介した学会ですが、特別講演が象徴的だった。ロイ芦刈とテッド根本という、日本の医学部を出てアメリカで乳がん外科医として成功した二人が、アメリカの現状を話すために呼ばれていた。その学会のメインテーマが「縮小手術」だったんだ。

その頃、日本では、胸の筋肉まで取るハルステッド手術が六割以上に行われていて、筋肉を残して乳房だけ取る手術、いわゆる胸筋温存乳房全摘術は少数でした。学会の主催者としては、胸筋温存乳切を広めたくて、二人を呼んだわけ。ところが彼らが話しはじめたら、会場につめかけた外科医たちはきょとんとした。縮小手術といっても、胸筋温存乳切ではなく、乳房温存療法の話だったんだ。欧米では、縮小手術といえば乳房温存のことだと知って、なんだかとんでもない話をしてるな、という雰囲気になった。お二人にしてみれば、「えっ、日本はまだハルステッドをやってるの」と。そういう遅れは全乳がん外科医の知るところとなったけれども、悪性リンパ腫とは違って、一朝一夕には変わらなかったのね。ハルステッドがなくなるまで、それから一〇年以上かかり、温存療法が多数派になるまでには二〇年かかったんだ。

治療法を変えたくない人たちがいるってこと。それはもっぱら医者だよ。患者のほうは医者に「おっぱい残しますよ」と言われたら飛びつくもん。反対するわけがないじゃない。

三砂　より侵襲的なものを減らしていくという方向はむずかしいですよね。医療侵襲的、つまり、インベーシブなものは、もっとインベーシブにはなるけれども、それを減らすというほうにはならない。だから悪性リンパ腫の例と、ちょうど逆ですね。

近藤　おっしゃる通り。悪性リンパ腫のときには、抗がん剤の量をそれまでの何倍にもしたから、すごくインベーシブ。患者が抗がん剤の毒性で亡くなるかもしれない危険もあって、むずかしい治療だから医者のほうもやり甲斐がある。それが急に広まったひとつの理由でしょう。

そんなことで学会活動は盛んにしていた。まだ今みたいにがん治療全般に対して疑問を持つことはなかったんだ。もっぱら乳房温存療法を広めていこうと思っていた。そこで慶應の外科にも、乳房温存療法を働きかけたんだけど、フンてな感じで、とりあってもらえなかった。

その後、一九八六年の年末に朝日新聞に乳房温存療法について載せてもらった。ところが翌年、その記事を見て僕に会いに来た患者が、外科病棟に取り込まれちゃって、すんでのところで乳房を切除されるところだった。それを偶然、病棟に出入りしていたナースの卵に教えてもらい、患者さんを救出して温存療法をしたんだけど、コノヤロー、だよね。それに、もしかしたら同じようなケースが他にもあったんじゃないか、と思った。病院の受付で「乳がんなら外科です」って、外科にまわされた人がほかにもいるだろうと。

それが一九八八年に『文藝春秋』に「乳ガンは切らずに治る」を書く伏線になった。

ただ、これも単に書いただけなら、外科を喜ばすだけなんだよ。慶應の医者が温存療法をやってるらしい、じゃあ、慶應に行こうと。すると受付で外科に回され、全摘手術が増えてしまって逆効果。だから『文藝春秋』に書くときには、慶應に来ても油断していると外科に回されて切られちゃうんだよ、放射線科に直接いらっしゃい、ってことを入れなきゃいけない（笑）。これがいちばん勇気がいることだったんだ。

でも、書くからには読者が誤解しないようにしなきゃいけない。それで「慶大（中略）でも、乳房を切ってしまうのです」と入れた。結果、予想した通り村八分状態になった。見事だったのは、この文春記事がでたあと、ぴたっと患者が来なくなったこと。放射線治療の患者は通常、ほかの診療科から紹介されて来るんだけど、僕の外来が水曜日で、それまで紹介患者がいちばん多かったんだ。ところが文春が火曜日に発売されたら、翌日の外来から途端にゼロになった。退職するまで実質ゼロね。時々研修医が、経緯を知らなくて、僕のところに患者を紹介してくるけど。

三砂　まちがって（笑）。

近藤　そうそう。後で上司にこっぴどく叱られるだろうなとは思うんだけどさ。来たものは受けて（笑）。それ以外に、外科や婦人科なんかに入院してても、ぜひ近藤の意見を聞きたい、という患者さんも時々いた。そういうケースは、向こうも依頼票を付けて送ってくるんだ。担当医は、しょうがないな、近藤の意見を聞いたら手術を断って退院しちゃうんじゃないか、いやだな、と思っているんだろうけど、患者が明示した希望には逆らえないんだよ。そういう風に遠慮せず、はっきり希望や意見を言う人たちは、患者の鑑だと思います。それから文春後は、いろんな会議に出るのも全部なくなった。とにかく大学病院って、会議が多いところじゃない。

そうすると、こっちとしてはもっけの幸いなの。向こうはいじわるしたつもりかもしれないけど、ある意味、毎日が日曜日みたいな感じになって（笑）。で、外来だけやっていればいいし、病棟医長も降ろされちゃっていたから、僕の入院患者だけ見回ればすむし、それはそんなに時間がかからない。そうすると、拘束的な仕事は水曜の午前中だけですんじゃう。一年三六五日勉強できるわけよ。

で、もうひとつは、医療界の孤児になったので、改めてしっかり勉強しなきゃいけないと思った。病院内でも、他の医者たちから専門的なことがらについて文句をつけられないようにする。外でいろいろ発言していくにしても、間違っていたらとりかえしがつかない。すぐ潰されちゃう。とにかく自分を守ってくれるのは、知識と経験しかないだろうと。それで時間ができたこともあり、勉強する分野を広げた。学生時代は総合医学雑誌の『ニューイングランド・ジャーナル・オブ・メディスン』を読んでいたんだけど、中断していたから、『ニューイングランド・ジャーナル』と『ランセット』を定期講読して、がん以外の医療分野も勉強しなおすことにした。そういう中で気づいたことがいろいろあるんだよ。

乳がんの治療についてはいずれ変わると思ってた。温存療法は、乳房を全部切除するのと生存率が同じなんだから、患者の側は誰でも飛びつくよ。だけどそれから、自分の考えも変わっていって、検診はいらない、手術はいらない、抗がん剤はいらない。今や乳がんもほっとくのがいちばん安全、と発言するようになってきた。理解はされにくいだろう。わかる人は一〇〇人に一人か二人かもしれないね。さらにそういう考えにそってシステム自体を変えるというのは無理だろうと思っている。それは、はなから予想していたことではあるんです。

で、著書のなかで、主張をエビデンスでしっかり裏付けようとしたのは、自分が変わりたいという人たちに材料を提供しようと思ったから。システムは変わらないかもしれないが、一般の人たちや患者が考えて自己変革するための材料にはしてほしいと。

主張のしかたはいろいろあると思うんだよ。たとえば宗教家だったら、私を信じなさい、と言えばいい。医者たちも、これで治りますよ、私のことを信じてください、という感じでしょう。でも、そういうふうにはしたくなかった。この人はきちんとしたデータと理論にもとづいて話をしてるな、と認めてもらわないといけない。別の治療にしたいとか、医療から離れたいなどと考えている人たちが得心するためには、データを細かく分析して提示するという作業が必要だろうと。

ただ、それは結果論かもしれないね。僕は当初、自分の考えを世間に発表する目的があって勉強をしていたわけじゃない。そもそも僕自身が真実に近づきたかった。卒業して医者になったときには、それまで教えられたことを鵜呑みにしていて、がんには治療が必要と思っていた。それが治療現場に足を踏み入れると、治療行為のひとつひとつに疑問をいだくようにはなっていったけど、そんなにぱっと視界が開けるわけじゃない。いろいろ勉強して、経験して、失敗もして、ああ、これはこういうことなんだ、というのがだんだんわかってくる。今はもうだいぶわかった気になっているけど、そこに行き着くまでには、診療以外に一〇万時間くらいを勉強に費やしている。その過程で本を書いてきた。それで納得する人、別の治療に鞍替えする人、治療をやめてみる人たちがたくさん出てくるようになってきたんだ。

三砂　先生は弁護士になる勉強もなさったそうですが、それはご自分の考えてきたことをより伝わりやすくするために、勉強したのですか？

近藤　もともと医学の勉強だけじゃつまらないと思っていた。それでほかの分野、人文系を勉強したいと思っていたけど、文学や経済学はちょっと違うかなと。だけど法律はおもしろいんじゃないか、論理を磨くというのは大事だろうと思って、一九八七年から勉強を始めた。慶應病院の内外で医者たちと衝突することが増えたため、教授から「慶應を出て、関連病院へ行ってくれ」と肩たたきをされた頃。それは断って慶應に居座ったけど、将来ひょっとすると慶應を辞めなきゃいけないかなあ、でも、市中病院って勤めてもあんまりおもしろくなさそうだな、そうすると開業かなあ。でも、自分のオヤジの単調な開業生活を思いだすとなあ、と。それより、なんか別の仕事のほうがおもしろいんじゃないか、みたいなね。

で、そうか、法律だったら司法試験に受かると弁護士になれるな、と思った。それで勉強を始めたんだけど、上位七〇〇人しか最終合格しない時代で、上位一〇〇〇番くらいに入ったかなと思ったところで執筆が忙しくなり、結局受からずに終わった。でも、いい勉強になったし、おもしろかった。

たとえば刑法では、人を罰する目的は、目には目を、歯には歯をという応報で、刑罰は応報刑だというのが古典的な理論で、現在でも支配的。これに対し新しい理論は、人を教育して更生させるのが刑罰の目的だという。こういう考え方の違いで、刑罰の重さが決まる。応報刑では、殺人犯を死刑にすることが正当化されるけど、刑罰の目的が教育・更生だとすると、死刑にはできないの。死んだ罪人を教育することは不可能だからね。で、両者のあいだに激しい論争があったんだけど、ついに平行線に終わる。どっちもそれなりに筋は通っているから、優劣つけがたしなんだ。だけど驚いたのは、同じ大学の法学部の中で、それぞれを主張する教授同士が激しい論争をくりひろげていたこと。医学部の中では論争なんて見たことないから、新鮮でした。論理として筋が通っていれば何言っても許されるんだ、ということを学びました。

いちばん驚いたのは、人を死刑にするかどうかが、そういう観念論で決まる、ってこと。それぞれ完璧な理論の体系なんだけど、刑罰の目的が応報か教育かなんて、ある意味直感的だし、どうにでも理屈がつく。結論が先にあって、理屈をそれに合わせているとも言える。人を死刑にさえできる言葉の力や、法律の体系は恐ろしいと思いました。たとえば有名なフレーズに、「人一人の命は全地球よりも重い」というのがある。いい言葉だな、おぼえておきたい、と思わない？　だけどこれが最高裁で使われたのは、死刑を正当化する判決の冒頭だったの（苦笑）。ともかく、人を説得するには書き方があるということは学びました。

三砂　本の書き方にもかなり影響してると言えますね。

近藤　そうなんだ。最初はどう書いていいかわからなかったから、一等最初に書いた本、『がん最前線に異状あり』（一九八八年、廣済堂出版刊。のちに『「がん」ほどつき合いやすい病気はない』と改題し、講談社＋α文庫刊）は、自分としては、今は読むに堪えないよ。

内容に間違いはないんだけど、未熟でね。今だったらこう書くなあと思うところばかり。出版というのはさ、ある意味ウンチに似て、出してしまったものは取り戻せない。それを後からマジマジ見るのは、なんかちょっとね（笑）。

三砂　恥ずかしい。

近藤　そう、冷や汗がでます。で、論理は大事だけど、さっきの話でも、人の命は重いから殺した人は死刑にしてもいいという論理と、人の命は重いから死刑にしちゃいけないという理屈が等価値で成り立つ。それは現実から遊離した言葉の世界の話だからでしょう。けれども医学は、現実に人間がいて、病気があって治療行為があるわけだから、事実とかデータから遊離しなくてすむし、遊離してはいけない。データを基礎にして、そこに論理をのせていくしかないわけです。それには足カセ的な面もあるけど、データと論理を両方そろえれば、鬼に金棒だろうと思ったの。

三砂　そうですね。でも、それはある意味で、近代医療としての医療の体系みたいなもののあり方を際立たせていくことにもなりますね。弁護士になるための勉強で、より論理が強くなり、論理の積み上げ方で説明していくということですから。

近藤　もちろん近代医学はそれを目指してきました。だけど、現実の医療界での論理には飛躍が多いんだ。それから前提となる事実の観察が間違っている。誤った観察結果を元にすると、間違った医療行為しかできあがらない。そういうことを突き詰めていくうちに、今のがん治療を疑うことになったんです。

たとえば、検査が発達すると、小さな病変が見つかり、治療をする。でも、この小さな病変（がん）をほっといたら、人が死ぬようになるということは遂に確かめられていないんです。小さいものが大きくなって、人が死ぬまで観察したことがないので。

三砂　大きな論理の飛躍があるんですね。

近藤　そうそう。小さいがんが大きくなって、人が死ぬって思いこんでいるわけね。その思いこみにもとづいて治療システムが作られてきた。ところが時々、小さながんをそれと気づかずほっておいたら大きくならなかった、転移もでなかった、と報告され、それで真実に触れることができたりする。

三砂　では、先生が発信してきたことは、患者がこの今の医療のあり方を相対化して考えてもらいたいというのと同じくらい、今の医療のあり方というのが、本来の観察をベースとした自然科学としての医療のあり方とは異なっている、ということを理解してもらいたいということですね。

近藤 その通りです。医療の目的が経済になってしまい、データや解釈をねじ曲げるようになった。僕は医者であるとともに学者だと思っているから、学者としての僕は真実に近づき到達し、それを人びとに知らしめたい。そのとき、今の医療が観察や解釈を間違えているということを前面に押し出さないと、これまでの通念にそまった人たちに、なんらの働きかけもできないんだろうと思うのね。僕を信じろというふうに言ったら、今のがん治療を推進している医者たちと同じになってしまう。だから医療に関しては、根本から論じてきました。

がん治療はどのように進んできたか？

患者　私は近藤先生の患者でした。最後に慶應病院で診ていただいたときに、先生からの手紙を外来で手渡されました。「僕は引退してみなさんを診ることはできないけれど、僕の考えてきたことはすべて、僕の本に書いてあるからそれを読め」と書いてあるんです。

数年前、首のリンパが腫《は》れてきたことがあり再発を疑い、何回もその手紙を読み返しました。でも、落ち着いて、その内容を把握できないんですよ。

今の私のこの状況について相談にのってもらいたい。再発してもなんとか死期を遅らせるように治療を受けようとしか思えなかった。必要のない治療は受けないと決めていましたが、できることがあればやりたいと思った。放置するという選択肢を思い描くことは、とっさにできませんでした。再発時にも治療するというふうに、完全に思考が固定されていて、一歩もそこから出られなかった。近藤先生のことは信頼してたかもしれないけれども、近藤理論をどれぐらい理解できてたのかとなると、とても怪しい。がんになったら、病院に行って、診てもらおう。できることがあったら、やってほしい、もっと言ったら助けてほしいと思っている。かなり強固な観念が、からだの中にしみついている。私だけではなく、多くの人が放置する選択をするのは覚悟がいると思うのですが、このような観念はどのように作られていったのか。

で、遠回りかもしれませんが、なぜがん治療というものが、手術をはじめ、今のような体制になっていったのかをおさらいしてみたいのです。

近藤　がん治療は、思いこみから始まったと言っていい。あるいは期待と言ってもいいかな。こうやったらよくなるんじゃないか、とかね。典型的なのが手術と抗がん剤で、どっちもがんを治せるんじゃないか、ということで始まった。ただ手術をするには、麻酔と消毒法の登場が不可欠でした。

実は手術したあと、お産もそこに入るけど、人が死ぬのは、細菌に感染するからだと気づいたのは、一九世紀になってからなんだ。

感染予防で有名なのはハンガリー出身の医師、ゼンメルワイス。ウィーンの産科病棟で、産褥《さんじょく》熱がなんらかの因子（その後、細菌とわかった）の感染で生じることに気づいた。でも当初は、周囲にはまったく理解されなかった。その後、リスターによるフェノール消毒が始まった。手術も麻酔が発明されるまでは、大変だったんだ。屈強な男たちがこう。

三砂　押さえこんで。

近藤　舌《ぜっ》がんだと、口を開けて舌を出させておいて、後ろから忍び寄ってスパッと切り落として、患者がびっくりして固まっている間に、すばやく焼きごてを当てて止血するとかね。今では考えられないことをやっていた。世の中に広まった麻酔法としては、アメリカで始まったエーテル麻酔が最初になると思う。それが導入されていろいろな手術ができるようになった。で、手術ができるようになると、がんの部分を取り除けば治るんじゃないか、と単純に思い込んだのね。

一八八〇年代に、ウィーン大学の外科教授・ビルロートが胃がんの手術を始めた。ブラームスと仲がいい、文化人でもあったらしい。昔、欧米でも胃がんがとっても多くて、国民病だった。ただその頃、放射線もまだ発見されていないから、診断法は基本的に、食事がとれなくなったという症状と、触診。お腹のあたりに、しこりが出てきたのを触って、これは胃がんだろうって見当をつけて、お腹を開けるわけ。

で、欧米諸国で、いろいろな外科医が胃袋を切除する手術に挑んでいたけど、患者たちがバタバタ亡くなって、全部失敗。ところがビルロートは、最初の手術で、患者が四か月生きたっていうんで、これはすごいって話になった。ただし、その後に手術した患者たちは、やっぱりバタバタ亡くなった。だけれども、これが成功物語として世界に広まるわけですよ。

三砂　四か月生きたら。

近藤　うん。その頃の原始的な開腹手術でも死なない体力があったわけだから、その患者は水や流動食だけでも四か月以上生きられた可能性が高いんだけどね。

似たような話が乳がんの乳房全摘手術にもある。一八八〇年代にアメリカの外科教授・ハルステッドが始めた手術だけど、その頃は八センチの乳がんが小さい、と言われてた時代なのね。で、たいていの乳がんは、がんが皮膚を破って、胸に花が咲いているようになって、ほとんどが肺などの臓器に転移しており、そのために亡くなっていった。

今の転移に関する考え方は、がん細胞が血管のなかに入って全身をめぐって、臓器にとりついて転移病巣が生じる、というものだけど、むかしは違った。ハルステッドは、がん細胞が皮膚の下をはって行って、たとえば肝臓の真上にくると突然下に向かってもぐり込んで転移病巣が誕生するって考えてたの。

そうすると手術では、なるべく広く、大きくとろうってことになるわけだ。乳房もリンパ節も、胸筋もとる。それでアバラ骨が浮きでたような姿になってしまうけど、ハルステッド自身はもっととりたい、だけど当時の技術ではここまでしか切り取れない、と断念したの。彼自身は、手術で再発を防げる、命を救える、と本気で思っていたみたいなんだ。当時の人たちは、みんなそう考えますよね。それで世界中に広まって、標準手術になった。

ところが彼の弟子たちが一九三二年に、ハルステッドが手術した人たちの生存期間を発表した。そうしたら、ハルステッド以前の手術がない時代に、イギリスで転移のために死んだ人たちの生存曲線とほとんど変わらなかったの。というより、ハルステッド手術では六パーセントが手術で死んでいたから、その分、かえって成績が悪かった。

イギリスはすごい国だなと思うのが、むかしから入院患者のカルテがきちっと保存されていて、一五〇年以上たっても閲覧可能なのね。日本とは大違い。慶應なんか、患者さんが来なくなったら、二〇年もしないうちに廃棄してきたんだから。ともかく英国には一八世紀から、末期がん患者を入院させる慈善病院があった。病院そのものがほとんどない時代に入院できた人は相当状態が悪いわけで、多くが転移のために亡くなっていった。また、解剖する率がすごく高い。それで一九五〇年代に記録を調べて、転移で亡くなったことが解剖ではっきりしている二五〇人の乳がん患者の生存期間を確認してみると、そういう状態が悪い患者たちでも、半数は二年半生きてたんだよ。これに対してハルステッドが手術したのは、それより後の時代だから、がんの状態がずっといいし、なにより手術を受けられる体力がある人たちだった。けれども、ハルステッド以前の放置した患者たちより生存期間が短かった。
手術をすると生存期間は変わらないというより、短くなるということは、いくつかの論文を読み比べてみればわかるんだけど、それでも手術をやめようということにはならないんだね。ハルステッドが手術を始めたときは、切れば治る、という思い込みが根拠だったけど、全世界で行われる標準治療になったわけですよ。例外なし。

患者　早かったんですね、広まるのが。

近藤　うん。あっという間に、乳がんといったらハルステッド手術、ということになった。で、なぜ広まるかというと、やっぱり昔から、がんはおそろしいというイメージがあったから、手術という治療手段が福音のように受けとられたんだろうね。社会の側にも、医者の側にも、これでなんとかなるんじゃないかという期待があるし。で、ともかく広まった。そうすると今度は、乳がんは自分で見つけることができるから早期発見しようというキャンペーンが始まった。すると、どんどん小さい乳がんが見つかるわけですよ。

でも欧米には、早期発見キャンペーンをやらない国もある。あるいはアメリカでも、キャンペーンをやる州とやらない州がある。で、一九五〇年代になって、カナダのマッキノンという疫学者が、統計をとってみると、早期がんの割合が、国や州によって違う。キャンペーンをやっているところでは、早期がんの割合が多くなる。でも、どこも乳がんで死ぬ率は変わらない。それぞれの国や州で、数十年間見てみても、死亡率は変わらないと発表したんだ。そして、早期発見しても死亡率が変わらないのはおかしいんじゃないか、従来の理論だと、早期発見すれば転移を防げて治るはずだから、自ずと死亡率も下がるはずなのに、そうならないのは理論が間違っていたからだと。

それでマッキノンは、がんには二種類あると言いだした。最初から転移していて、いくら早期発見しても防げないものと、それとは別に、早期発見とは言うものの、もともとほっといても死なないがんと二種類あるって主張したんだよ。

三砂　それは先生がおっしゃってることと同じですね。

近藤　そうなんだ。僕は『患者よ、がんと闘うな』で、マッキノンの主張を紹介しつつ、彼が言う二種類のがんに「本物のがん」と「がんもどき」という名前をつけただけ。だから僕のがんもどき理論は、別におニューではない。で、マッキノンがそういう意見を公表した一九五〇年代、それなりに評判になったみたいだけど、やっぱり外科医たちが黙殺・圧殺するんだね。マッキノンに反対する、一見もっともらしい論文も出されていて読んでみたけど、論理矛盾がひどく、反論になっていない。だけど反対する者たちにとっては、論理矛盾は気にならない。反対論文が出版されたという事実だけが重要で、一般の医者たちはそれにしがみついていくわけだ。もう二〇世紀の半ばから、治療という既得権を手放したくない医者たちがおおぜいいたわけです。なんだか、僕をとりまく状況を彷彿とさせるね。

他方で胃がんなど、さまざまながんの検査手段が誕生していく。特にレントゲンの発見は大きかった。彼が一八九五年にX（エックス）線を発見すると、たちまち診断に使われるようになった。そして見つかる病変のサイズは、時代とともにどんどん小さくなっていくわけだけど、小さくなればなるほど、転移しない性質のがんが増えていく。すると生存期間は、転移がないものが増えるから、自然にのびていくわけ。転移しないがんを見つけて手術するのは、実際には医学の退歩ですが、社会は逆に、医学の進歩だと受け取ってしまう。従来治らなかったがんが治るようになったと、医者も人びともそう思い込むわけです。ハルステッドがはじめた乳がん手術なんて、いまから見れば人権無視の人体実験で、拷問のようなもの。それを根拠もないのに、思い込みにもとづいて始めちゃうんだから。いったい医学ってなんなんでしょうね。

もうひとつ、日本での特殊性について言うと、戦争に負けたあと、どっとアメリカから医療技術が到来して、とくにきちっとした全身麻酔法が入ってきて、長時間の手術が可能になった。それで胃がん、食道がん、子宮がん、乳がんなど、いろんながんの手術を大々的に始めた。ところが、たとえば食道がんなんかでは、当初、九五パーセントが術後一か月以内に死んでいた。それが麻酔法が確立して良くなったといっても、二〇〜五〇パーセント。手術しなければ、はるかに長生きしたと思うけど、家族も社会も問題にしない。外科医はバタバタ死ぬのが手術のせいだと知っているけど、それをやり切る精神的タフさというか、鈍感さがないとやってられない。で、やり遂げた人がえらくなっていく。とにかく、みんな勘違いしたままなんだ。ずっとね。

麻酔ということで付け加えると、日本の華岡青洲《はなおかせいしゅう》が世界で初めて成功した、と言う人たちがいる。でもそれを言い出すと、インカ文明では、頭蓋骨に穴をあける手術が行われていたから、麻酔技術もあったのではないか。だけど麻酔法の記録が残っていない。華岡青洲の「通仙散」は、名前は残っているけど、彼自身が秘伝としてしまい、中身がわからない。そのため、ほかの医者たちが使えない。これに対してアメリカで行われた最初の全身麻酔は、エーテル麻酔。単一物質だから、誰にでも使えるので、全世界に広まった。それが世界初の麻酔っていう評価に結びついたのでしょう。余談だけど。

放射線治療のはじまり

患者　手術によるがん治療がどのように始まったのかは、いままでのお話でわかってきました。放射線治療はどのように始まったのでしょうか。

近藤　放射線は、レントゲンが一八九五年にX線を発見したのが最初で、一八九八年にはキュリーが、放射線をだすラジウムという元素を発見した。しかし、人体的な影響があることには気づかず、X線で手の骨をうつしだす見世物に使われたりしていました。放射線による診断の始めだね。やがてひどい火傷や皮膚潰瘍《かいよう》ができて、細胞を殺す力があることがわかったし、皮膚がんも生じてきた。それで、放射線被曝《ひばく》の低減、という考え方が生じたわけ。

そして放射線は、がん治療にも使われるようになっていった。ラジウムを金属製の管や針につめて、皮膚がんや舌がんなどに接着させたり、刺し入れたりして使い始めた。子宮頸《けい》がんも、膣からラジウムを入れられるから、よく治療された。

X線は、深いところに届ける装置が開発されず、線量を高くすると、からだの表面がひどく火傷してしまう。だから皮膚がんなど、浅い部位のがんを治療するのに使われた。

放射線治療が発達したのはヨーロッパです。それがアメリカに伝わって、アメリカでも盛んになったんだけど、日本はカヤのそとだった。放射線治療の僻地《へきち》と言えます。

戦後になると、アメリカからいろんな医療技術が入ってきて、その中にコバルト治療装置があった。コバルトというのは、ラジウムと同じく、放射線をだす物質だけど、それを大量に鉛の容器に入れると、現在のリニアックという治療装置と同じように、わりと深いところまで放射線を当てることができる。欧米では、早くからそれらを使ってからだの深部のがんを治療していた。でも日本では、装置がなかったから、手術が盛んになっちゃった。とくに戦後は、先ほども言ったけれど、麻酔法が普及して、ほとんどのがんが手術で治療されるようになってしまったの。

そうなった後に、放射線治療の機械が入ってきたけど、がんを治す目的ではほとんど使われなかった。再発した病巣を小さくするとか、あるいは骨《こっ》転移の痛みをとるとか、治らない人を対象として放射線治療が行われた。本来のがん治療ではないという意味で、姑息治療と言われていたんだ。

それでも一部には喉頭《こうとう》がんの治療とか、ラジウムを使った舌がんの治療をする施設もあった。僕が医者になった一九七三年は、子宮頸がんの放射線治療もやられていたけど、一期、二期だと高齢などで手術不可のケースがほとんどで、だいたいは三期、四期のケースだった。だけど、アメリカ、ヨーロッパでは一期、二期でも放射線治療が当たり前だった。

日本のがん治療は本当に不思議。学生時代に、耳鼻科のレポートのテーマに声帯がん（喉頭がん）を選んで調べてみたら、病院によって治療法が全然違うのね。放射線治療がメインの病院もあれば、喉を全部とってしまう手術、喉頭全摘術をするところもある。なぜこんなに違うのか、とっても不思議だった。当然レポートも支離滅裂。そういう疑問をもって一九七三年に放射線科に入ったら、慶大病院では、声帯がんをもっぱら手術するのは耳鼻科の助教授で、ほとんどを放射線科に回してくるのは教授だということに気づいた。あっ、そうか、医者によって治療法が違う。自分の好き勝手に決めているだけで、理由なんてない。野心や出世欲が理由なんだ、と気がついたわけ。本当に患者たちがかわいそう。

三砂　先生の学生時代、放射線の治療というのはまだそんなに行われてなかったけれども、大学の中には放射線科は既にあった、ということでしょうか。

近藤　そうです。放射線治療科は慶應の場合には、けっこう古くからあった。入院ベッドまで備えていた。それまでの大学病院の発展史は興味深い。むかし大学病院は、病院長の元にピラミッド形の組織になっていたわけではなく、たとえば婦人科、外科、放射線科、それぞれに放射線診断の機器があったり、それぞれに手術室があったりしていた。それが、手術室はだんだん統合されて中央手術室になり、放射線の診断機器も一か所にまとめられ、放射線診断部というのができた。でも、それぞれの診療科が好き勝手に治療することは続いていて、僕の入ったときの教授は、放射線科医だけど、がんの手術をしてたんだ。これも驚いたことのひとつ。

慶應の放射線科は、一七床の入院ベッドも持っていた。そのベッドはずーっと、二〇〇〇年代になるまであった。ほかの大学では、入院ベッドを全然持たない放射線科もある。で、慶應にはベッドがあって、がん患者の主治医になることができたから、僕がやれることも、改良できることも広がった面があるんです。

患者　病院によって全然違うがん治療をしてた時代ということですか?

近藤　うん。治療対象とするがんや進行度、治療する場合の方法などが違っていた。それぞれが勝手な方針を打ち立てて、それに従ってやっていたけど、誰も怪しむ者はいなかった。ある病院では、子宮頸がんだったら、一期はもちろん三期でも全摘。別の病院は、一期でも放射線で子宮を残して治療している。しかも、それぞれディスカッションはないわけよ。

三砂　患者の側としてはそこに行ったのが百年目、みたいな感じで、ほかで何をやってるかは知らないわけですよね。

近藤　そうそう。医者の方も、よその病院で何をやっているか、おぼろにはわかるけど、正確には知らない。それじゃあさすがに世間の評判が悪いというんで、一九九〇年代から、ガイドラインを作ろうという動きになってきた。しかしガイドラインができると、今度はどこに行ってもガイドライン通りでね。治療する根拠を聞くと、ガイドラインにこう書いてありますからって（笑）。現在の医者たちも、ひとつひとつの治療法の具体的根拠については知らないんだよ。

患者　よくも悪くも病院によって治療法、たとえば第一選択が違ったりするということは、そこの病院の蓄積というか、こうだったら治るだろうというものに沿ってやっていたということなんですね。

近藤　そうです。昔、手術が始まったのは、手術のための技術が用意されたから、というのが理由だったように、放射線治療も、ラジウムやX線が発見されたことが開始の理由だった。その後もずっと、手術と放射線の成績を直接比較することはしていないので、その治療を続ける根拠は、それをずっとやってきたから、ということでしかない。でも、外科医も放射線科医も、伝統が治療根拠だとは思っていないし、まして患者や世間は気づかない。何か立派な理由やデータがあるんだろう、と思っている。

患者 それでなんとなく患者のほうも名医とそうじゃないお医者さんがいるんじゃないか、と思ってしまったのかもしれないです。

近藤 名医信仰というのは、これは抜きがたくあるよね。それは患者の願望もあると思う。私が診てもらっているこの医者は名医であってほしいって。

抗がん剤のはじまりについて

患者　抗がん剤はどうだったんですか。

近藤　抗がん剤発見の発端は戦争でした。

第二次世界大戦中に、アメリカで毒ガスの研究をしていたとき、イペリットという毒ガスによって白血球が激しく減ることに気づいたんだ。そうなると、これをがんの治療に使えないかと考える人が出てくるわけで、それからアメリカで研究が進んだ。

初めて試されたのが、悪性リンパ腫や白血病などの血液がん。イペリットの分子を少し変えたナイトロジェン・マスタードというクスリを使ってみると、がんが小さくなる人が出てきた。けれども皆、すぐに再発したり、副作用で死んでしまった。使い方がよくわからないから、本当に人体実験だね。自由の国と言われる米国でも、同意なき人体実験が盛んだったんだ。グアテマラに出向いて、梅毒の病原体を接種したこともある。

ともかく、クスリで血液がんが小さくなることは確認できた。そこでこの方向を推し進めようとなって、いろんなクスリを開発して、組み合わせを変えて治療実験をした。結果はめざましく、ホジキンリンパ腫という血液がんの一種では、一九七〇年代に、四期でも三割くらいが治るようになった。他方で、非ホジキンリンパ腫の抗がん剤治療も工夫され、やはり四期で三〜四割が治るようになりました。

ホジキンリンパ腫に使われたのは、四種類の抗がん剤を組み合わせた多剤併用療法で、クスリの頭文字をとってＭＯＰＰ（モップ）と呼ばれる。掃除用のモップだから、がんを掃きだすっていう感じだね。非ホジキンリンパ腫に使われる併用療法はＣＨＯＰ（チョップ）が主流で、がんを空手チョップで叩くっていうイメージだろうね。欧米の医者たちは、そういうダジャレ的な名称をつけて喜んでいるわけだ。僕もダジャレが大好きなのは、医者の本性かもね。

話を戻すと、急性白血病では、アメリカ、メンフィスのセント・ジュード小児研究病院が大成功をおさめた。小児の急性白血病、特に急性リンパ性白血病で、抗がん剤の組み合わせをすこしずつ変えて、比較試験をしていったんだ。まず、患者さんを二つのグループに分けて、従来の多剤併用療法と、新しい組み合わせの多剤併用療法を比べてみる。それで新しい組み合わせのほうが成績がいいとわかると、次の比較試験では、それと、さらに新しい別の組み合わせを比べてみる。そうやって少しずつ治療成績が改善してきたの。いまや、小児の急性リンパ性白血病は、年齢にもよりますが、九割が治る時代になった。これはね、偉大な進歩であるわけですよ。それは認めなきゃいけない。ただ、同じ急性白血病でも、骨髄性のものは治る率が悪くなるし、高齢者だと、どちらも治らないから、期待しすぎてもダメなんだけど。

ともかくも、血液がんで抗がん剤が成功しつつあるとき、胃がん、肺がん、乳がん、子宮がんなど、いわゆる固形がんにも試してみよう、という医者たちがいた。それで、研究という名の人体実験を始めたんだけど、どうも上手くいかない。がんが小さくなる率が非常に低いし、寿命ものびたかどうかわからない。そのまま行けば、固形がんの抗がん剤治療は消滅してもよかったんだと思うんだけど、そうはならなかった。結局、みんなが抗がん剤治療に希望を抱きたかったんでしょう。がんが多少小さくなる人がいるから、もっと強力な抗がん剤を使えば、治る人も出てくるんじゃないかと考えるようになった。実際、七〇年代から強力な抗がん剤が次々登場しました。それで七〇年代から八〇年代にかけて、トータル・セル・キル（殺全細胞）が唱えられた。がん細胞を全部殺すにはこうしたらいい、という理論だね。僕も乳がんに抗がん剤治療を行っていた時期だから、なるほどと思いました。しかし今では、固形がんでトータル・セル・キルを唱える医者はいない。がん細胞を全部殺すのは無理だとわかったからです。

話は前後するけど、固形がんの抗がん剤治療を専門にするメディカル・オンコロジスト（腫瘍《しゅよう》内科医）が七〇年代に誕生した。その頃までには、白血病やリンパ腫の治療は血液内科医の縄張りになっていて、そこには踏み込めない。腫瘍内科医はもっぱら、固形がんの治療をすることになっていった。そして、固形がんに対する抗がん剤の未来は明るいものではないのに、腫瘍内科医はどんどん増えていきます。

そうやって専門医の数が増えると、いろんな研究をつぎつぎと立ち上げるわけですよ。抗がん剤を強力にすればするほど、とりあえずがんが小さくなる率は高くなる。たとえば大腸がんでも、初期の抗がん剤だと、一〇人やって一人ぐらいしか小さくならないんだけど、それを二剤、三剤と併用すると、三割くらいが小さくなる。さらにもっと強力にすると五割くらいは小さくなる。そうすると、治るんじゃないかと思うじゃない。一〇〇人やると一人か二人はがんが消えるところまでいくんだよ。

このがんが縮小する率は、がんの種類によって違って、乳がんと卵巣がんは特に縮小率が高く六~七割もある。ある乳がんでの報告では、一〇〇人のうち七〇人近くで、がんが小さくなって、さらにそのうち一五人は、当時の検査ではがんが消えたように見えた。完全寛解ですね。そうすると希望を抱くじゃない。完全寛解率が一五パーセントは凄い、って。

ところが現在は、そんなに完全寛解率がよくない。ひとつは検査法が進歩したから。以前だと、検査法が限られていて、X線撮影が中心だった。すると昔なら、X線写真でがんが消えたと判定されたようなケースが、今はCT（コンピュータ断層撮影）やP

ETで調べると、どこかに小さい病巣が見つかったりする。全部消えてないから完全寛解ではない、という話になる。テクノロジーが進むと、抗がん剤の効果が悪くなったように見える一面があるわけです。

ところがテクノロジーが進んで、逆に、抗がん剤の効果が良くなったように勘違いする面もある。大腸がんの肝臓転移が典型で、専門家は、抗がん剤で延命するようになったと言うけど、テクノロジーのために、患者の生存期間がのびたように見えるんです。つまり、こういうこと。

僕が医者になったころは、肝臓に転移があるかないかは、診察が頼りだった。お腹が腫れるなどの症状がでてきて、診察すると何か硬いものが触れる、となって、転移がんが発見された。画像診断の方法としては、肝臓のシンチグラフィ（放射性同位元素で標識された薬剤を体内に入れて、放出される放射線を画像化する）があったけど、ぼやけた心霊写真のようで、がんがよっぽど大きくないとわからない。結局、肝臓の転移が八センチとか一〇センチくらいにならないと、外からは触れないし、シンチにも写らない。がんがそういう大きさになると、患者さんは半年くらいで亡くなってしまう。

ところが七〇年代の後半にCTが導入され、エコー（超音波検査）もMRI（磁気共鳴撮影）も登場し、どんどん小さいものが見つけられるようになり、今では〇・五センチのものまで見つかる。そうすると、放っておいてもね、何年も生きられる。そういう人たちに抗がん剤治療をすると、抗がん剤で長生きしたように勘違いするわけだ。おまけに同時進行的に、抗がん剤もつぎつぎ新しいものが登場して使われるようになった。そうすると、新しい抗がん剤のおかげで生存期間がのびたように思えるわけ。これは「リード・タイム・バイアス」っていうんだけどね。で、こういう見かけ上の成績改善によって、医者たちも説得されちゃう。一般人はなおさらだね。

患者　それで、どんどんいいクスリができていると言われるんですね。

近藤　そうです。抗がん剤で寿命がのびたって思い込むわけだ。専門家は抗がん剤に意味があってほしいと願っているから、よけい勘違いしやすくなる。ただこの話からも明らかなように、専門家も転移がんを治すことは諦めていて、あくまで延命効果を問題にしている。固形がんが抗がん剤で治らないことは、医者たちもわかっているんです。

だけど抗がん剤治療を推進して、得られたのは延命効果ではなく、縮命効果。昔のカルテがそろっている乳がん患者で比較してみると、手術した時と同じように現代の抗がん剤治療を受けたグループの生存期間は、一〇〇年以上前の無治療患者より短くなっている。抗がん剤治療を受けた人たちの六割以上で、転移が縮小・消失したのに、生存期間は縮んでいるんだ。最近は抗がん剤で転移がんが小さくならないと、次々と別のものを使っていく「乗り換え治療」が大流行り。ひとつの抗がん剤を三か月〜六か月やってダメだと、次のに乗り換えるわけ。最初のがファーストライン（一次治療）、次のをセカンドラインというんだけど、今や乳がんだと九次ライン、一〇次ラインまである。そのくらいクスリが用意されたけど、クスリの毒性で寿命はかえって短くなっている。

今やアメリカだけでも腫瘍内科医は一万人を超えている。そうすると一万人を養うためには数百万人のね。

三砂　患者が要りますよね。

近藤　うん。だからがん治療は、医者たちを養うためにあるわけですよ。

医学教育について

近藤　ここまで、手術や抗がん剤治療などがどのような経緯で誕生し、盛んになってきたかをお話ししてきました。そのような歴史が、医療に対する幻想を生み、かつ強化してきたわけです。もうひとつは医学教育で、これも思い込みをたださず、医療幻想を強化している面がある。

そのための最大のツールが医師国家試験。みんな受かるためにすごく勉強するけど、自分で考えるというより暗記なのね。医者には膨大な医学的知識が必要だから、たくさん覚える必要があることは確かだけど、暗記する項目にはウソも紛れ込んでいるんだよ。専門家たちがウソを紛れ込ませている、と言うほうが適切かな。

たとえば、がん検診。試験問題は五者択一で、仮に「検診は有効か」という選択肢があったとすると、禁忌肢問題（地雷問題）の可能性が高い。数百の試験問題があって、合否は通常、総合点で決まるけど、地雷問題は数個間違えただけで落第する。そこで、がん検診の問題が出たら「有効」に丸をする、何も考えずに丸をする。医学部ではそういう訓練が行われているから、専門家たちは都合のいい問題を作成することによって、医学生を洗脳できる。それぞれの分野で、医療行為を増やす方向に向かって訓練している。もし正直な専門家がいても、問題作成にかかわる人は多いから、周囲から圧力がかかって問題を変更させられてしまうはず。特に、がんや高血圧などの生活習慣病の分野では、健康人に病名をつけて病人に突き落とし、治療を始める方向で教育される。医療行為を減らす方向には絶対教育されないの。

僕が医学生のときを思い出しても、教わったことがウソだとは思えなかった。それで医学部を出たときは、検診、手術、抗がん剤、全部有効、という頭になっていた。ただ、サボった授業もいっぱいあったから、出席したときは、記念にひとつは質問しようと思い、実行していました。それが自分の頭で考える訓練になった面がある。だけどその頃でも、他の同級生は全然質問しなかった。今はもっと顕著でしょう。教科書に書いてあることをそのまま素直に受け取る。すると手術も抗がん剤も有効、がん検診は必要だ、というのが考えというより、信念になって卒業するんだ。

三砂　そのように教育してるわけですからね。そういう医学教育は日本だけの特徴なんだと思われますか。

近藤　外国でも似たようなものでしょう。覚えることが多くて、時間が圧倒的に足りないからね。ただ日本と比べると、医学生がずっとよく質問する点が異なる。

また医者が、通説と異なる意見を持った場合、その発表しやすさは、日本と外国はずいぶん異なる。日本は社会が狭く、専門家の相互監視・相互規制が強いから、仮にがん検診が無効だと気づいても、それが学術論文として出てこない。公衆衛生学者にしても、正しいことを発表しようとする人には圧力がかかってしまう。国立がん研究センターでも、言いたいことが言えないようです。

これに対して欧米では、検診が無効だという論文が一流医学雑誌に載る。「どのがん検診も死亡数を減らさない」という論文が『ブリティッシュ・メディカル・ジャーナル』（ＢＭＪ）という、世界の総合医学雑誌の中で五つの指に入る雑誌に載った。ＢＭＪは、問題意識や公正さという点では随一だろうな。イギリス医学の底力を感じます。そういうふうに欧米では、これまで通説とされてきたことを疑っていこうという姿勢がある。ただしその論文も、筆頭著者はアメリカで血液がんの治療をしてる人で、がん検診の専門家ではない。専門家は、自分の専門分野を徹底批判することはできないんだよ。ただ日本では、血液がんを専門とする人も検診批判をできないところが異なる。そんなことをしたら、他から圧力がかかって、干されちゃう。僕とおんなじだよ。

検診の有効性

患者　先生はがんには転移するがんとしないがんがあって、最初からその人がもつがんの性質は決まっている。だから、いま早期発見を目的とする健康診断などは、無駄に患者を増やすことだから、やらない。行くことはないと、ずっと主張なさっていま す。

近藤　たとえば、欧米各国では肺がん検診は、やっていない。なぜなら肺がん検診に意味がないことが証明されているから。アメリカとチェコで胸部X線撮影を定期的にする、しないに分けた比較試験をしたら、検診をしたほうが、肺がん死亡が減るどころかむしろ増えたのね。チェコでの試験では、がん、心筋梗塞、脳卒中などすべての死因を含めた「総死亡数」まで増えちゃったんだ。アメリカで肺がん比較試験の結果が出て、意味がないとされたのが一九八六年。それなのに日本では、次の年である一九八七年に、肺がん検診を義務づけた老人保健法の改正が行われ、肺がん検診が導入されてしまった。エビデンスなんか踏み倒す、という姿勢ですね。

乳がん検診についても、カナダとスウェーデンとで、無効という結果が出ています。総合医学雑誌の『ランセット』に、マンモグラフィ検診が無効であるという論文が載ったのが二〇〇〇年。それで世界中が大騒ぎになったのを尻目に、日本はまたしても厚生労働省が中心になって、マンモグラフィ検診を国策としたんだ。

人間ドックも、データ的根拠はない。いろいろ検査したら、より健康になって寿命がのびるだろう、という思い込みだけで始まった。しかし欧米では、比較試験をしてから導入しようとしたら、無効だった。それで欧米には、人間ドックも職場健診もない。職場健診や人間ドックをやっているのは、日本だけなんだよ。いかに日本が特殊かということが、よくわかる。極めつきは、二〇〇三年の健康増進法。厚労省は、胃がん、子宮がん、肺がん、乳がん、大腸がんのがん検診を推進することにした。

三砂　国民は「生涯にわたって、自らの健康状態を自覚するとともに、健康の増進に努めなければならない」、というものですね。

近藤　そう。国が国民に何かを義務づけようとすると、ロクなことにならない。ただし罰則を設けることができないから、国民の義務だと言っても実効性がない。そこで代案として、がん検診を自治体の努力義務にした。受診率・五〇パーセントを目指せというもので、がん検診のお知らせが自治体から届くようになったのも、そのせいです。しかし、前述したＢＭＪ論文のように、検診には全然根拠がない。というよりも、検診を受けると寿命が縮むというデータはいくらでもあります。

厚生労働省とそれに乗っかる専門家たちは、さまざまなデータを見ぬふりをするという確固たる意志があるわけよ。内心意味がないなと思う専門家がいても、反対できない。もの言えば唇寒し、だけじゃなくて、実際に干されてしまう。生活もかかっているから、黙っている。日本はそういうシステムなのね。

たとえばアメリカやカナダの、政府の予防医学作業部会だと、疫学者が多く参加していて、検診については随時、これまでのエビデンスを検討して、推奨できる、推奨できない、という意見を発表している。近年は、前立腺がん検診や乳がん検診は推奨しない、と発表した。日本は、そういうことがない。

がん検診は盛んになれば、一国の中で死亡する人は、どんどん減るはずでしょう。ところが乳がん検診や前立腺がん検診が盛んになった欧米では、乳がんや前立腺がんの死亡数は減らず、横ばいだった。これは検診が無意味である証拠です。

日本ではどうか。前立腺がん、乳がん、子宮頸がんは、検診を受診する人がものすごく増えたけど、死亡数は横ばいではなく、増えているのね。これは手術と抗がん剤の影響でしょう。がん治療のために患者が死んでも、がんで死んだことにしてしまう。だから、検診が盛んになって、がんの死亡数が増えたんだ。

欧米でも治療死はあるけど、日本より医者のトレーニングがしっかりしているから、治療死する数が少なく、治療死を含めたがん死亡数はほぼ横ばいで推移している。ところが日本は、手術も抗がん剤治療も欧米よりハチャメチャなうえ、検診で発見される数の増加が欧米のそれを著しく上回る。なにしろ前立腺がんの発見数は、この四〇年間で九倍になった。乳がんは四倍で、子宮頸がんは年齢によって異なるが、若い人では三〇倍にもなっている。そうするとさすがに死亡数がはっきり増えるわけ。

さまざまなデータから無意味と判明しているがん検診を始めたり、健康増進法を作ったりしたのは、厚労省が縄張りを拡張・強化しようとしているから。権益拡大ね。法律を一本作ると、外郭団体ができ、天下り先も増える。検診によって患者数が増えれば、病院や製薬会社がうるおい、医療産業の振興になり、厚労省の縄張りが拡張・強化される。

それは何かに似ているね。そう、ダムや道路をつくる土木工事に税金を投入する「公共事業」と同じなんだ。土建業界をうるおわせて、役人が縄張りを拡張するのを税金で助ける。がん検診も税金で補助しているし、ワクチンもそう。製薬会社の売り上げがのび、医者はワクチン接種の手間賃が稼げ、厚労省は縄張りを拡張できる。土木工事の公共事業と違うのは、土木工事が荒廃させるのは国土だけど、医療の公共事業で荒廃させられるのは人びとの健康で、なかには死ぬ人もでてくる点です。

過剰診断

近藤　最近の動きとして欧米では、医療について検証する市民団体が出てきました。いろいろな医療行為の過剰診断、オーバーダイアグノーシス（Overdiagnosis）に反対する市民活動が生まれている。

患者　福島も同じような問題がありますね。二〇一六年三月に「報道ステーション」が甲状腺がんの特集をしていました。

近藤　子どもの甲状腺がんは、過剰診断で潜在がんを見つけているだけだと思うよ。潜在がんというのは、他の病気や事故などで亡くなった人を解剖して、顕微鏡で細かく調べると見つかるがんのこと。甲状腺は潜在がんが多いことで有名で、三六パーセントに見つけた研究もある。その研究では、解剖した中に未成年者が一人いて、その人に潜在がんが見つかっているんだ。そこで考えてみると、たとえば、もし一〇〇人中一人にしか潜在がんがないグループだと、何かで死亡した一人を解剖して、その人に潜在がんが見つかる可能性はほぼゼロ。だからその研究で、解剖された未成年者は一人しかいないのに、その一人に潜在がんが見つかったということは、潜在がんが存在する確率がかなり高いことを意味します。

したがって福島の調査でも、潜在がんを見つけているだけである可能性が高い。問題は、わざわざ甲状腺の全員検査をやって、甲状腺がんと診断しておきながら、原発事故とは無関係と言うことにある。だったら最初から検査をしないほうがいいんだよ。がんを見つけられた子どもは犠牲者。

三砂　ほんとそうだと思います。こういった調査は、調査をされた人たちに何かよきことが返せるわけではありません。いちばん最初、その検査をし始めたときから、これはここの子どもたちのためのものではないんだということを、もっとちゃんとはっきり言うべきだと思ってました。

近藤　そうですね。これは、原発関係者が事後対策を真面目にやっています、というポーズをとるために始めたことなんだ。だけど予想に反し、甲状腺がんが多数見つかって焦っている、因果関係を打ち消さねば、というのが本当のところでしょう。

患者　福島での甲状腺がんの検査のときには、過剰診断という言葉を使うのに、一般のがん検診だと過剰診断だとは言わないんですね。

近藤　それは矛盾なんだ、大きなね。それを言っちゃあお仕舞いよっ、てことなのが分かりやすい。彼は、いろいろながん検診をどんどん受けましょうと宣伝している（笑）。マスコミによく登場する中川恵一という東京大学医学部附属病院准教授の言説けど、福島の問題になると、甲状腺がんは低線量被曝の影響ではない、検診による過剰診断だと断言する。ここまで矛盾したことを言えるのは、恥というものを知らないからだろう。ただ彼の言説は、産業界や政府が喜ぶという点では一貫している。

患者　子宮頸がんはどうなんですか。

近藤　これも過剰診断の典型です。ヒト・パピローマ・ウイルス（ＨＰＶ）が感染すると、一部の人の子宮頸部の細胞は、上皮内がんと言われるような顔つきになってしまう。そうすると、がんだからということで、子宮の一部を切り取られたり、全摘されたりする。今は検診をするから、二〇代〜四〇代の子宮頸がん発見率が急上昇している。二五〜二九歳では、七〇年代の四〇倍ちかくにもなっている。

他方で、一定人口あたりの、子宮頸がんの死亡数を見ると、戦前からずっと減って九〇年代に下がりきったのが、その後、上昇を始めて、今も上昇している。でも普通、がんの死亡数というのは、そんなに簡単に下がったり上がったりはしないものなんだ。肺がんと肝臓がんについては、一度上昇した死亡率が、最近は下降してきたけど、肺がんではタバコが、肝臓がんでは輸血や不潔な注射針の影響によるウイルス性肝炎が原因になっているから、そういう原因物質の消長が発がん数を変化させる。だけど肺がんも肝臓がんも、一度増えた死亡数が減ってきたわけで、その逆ではない。子宮頸がんのように、自然に減った死亡数がまた増えるというのは、人為的なファクターの影響でしょう。つまり検診と手術と抗がん剤が原因だね。

乳がんも前立腺がんも、同じ構造だよ。検診で発見されるがんのほぼすべてが過剰診断で、それによって死亡者が逆に増えている。これらの共通点は、生殖に関する臓器だということ。人間、長く生きていれば、それぞれの臓器がくたびれてきて、機能としては正常だけど、がんに似た細胞が出てくるということなんだろうね。

三砂　生殖期を過ぎたから、生殖器官はくたびれてるというだけなのに、それをがんとして見てるんじゃないかということですか。

近藤　そういうことです。本来、人間の生殖時期は一〇代前半に始まって、むかしは二〇代になったら終わりを迎えていたわけですよね。

それが長生きするようになって、本来予定していなかった時期まで、生殖器官も生き延びるようになった。これらは性ホルモンの影響を受けやすいから、老化とともに細胞の顔つきが変化しやすく、がんのような顔つきの正常細胞が生じるのでしょう。たとえば乳房は、ほかの病気や事故で死んだ人を解剖すると、がんと診断できる細胞が二〇パーセントに見つかる。前立腺だと、六〇代で五〇パーセント、八〇代だと九〇パーセントに見つかるの。でもそれは、がんという名前の正常細胞なんだね。

前立腺がんは腫瘍マーカーの前立腺特異抗原（ＰＳＡ）を調べて、それが高いと、がんが存在する確率が高い、ということになる。でもＰＳＡは、本来、正常細胞から出ている。このPSAが一定の値(基準値)を超えたら、針をさして生検する。そして、がん細胞が見つかれば、すぐに手術や放射線治療となる。治療後もPSAが上がってくると、がんの再発だとみなされて、またなんらか治療する。正常細胞からPSAが出ているだけかもしれないのにね。それでもホルモン療法をやって、次は抗がん剤という流れになるんだよ。そうなると、抗がん剤の毒性でバタバタ死にます。作家の渡辺淳一氏や永世棋聖の米長邦雄氏は、そのようにして毒性死しました。

三砂　生殖器は使わなくなったら、すこしくらい変わっていったとしても放っておいたほうがいい、ということですね。わざわざ見つけて、変わっていったところを確かめて、それをがんと名付けて治療することに意義はないだろうということですね。

近藤　その通りです。特にかわいそうなのは、若い女性たちです。マンモグラフィによる乳がん検診で乳がんとわかると、乳房が全摘されてしまう可能性は、年寄りよりも若い人たちのほうが何倍も高い。がんという名の良性変化なのに全摘されてしまう。欧米の研究者たちが乳がん検診に意味がないと言っているのにね。

子宮頸がん検診も同じで、若い人たちの被害が甚大。いま婦人科医や国は、二〇歳を過ぎたら子宮頸がん検診を勧めていますが、二〇代では一〇〇人を検診すると、上皮内がんが一人見つかる。検診をしていなかった一九七五年、二〇代の女性人口は約一〇〇〇万人だったから、そのうち上皮内がんを持つ人は最大で一〇万人、半分としても五万人。だけど検診をしていないから、上皮内がんはすべて放っておかれたわけじゃない。ではその頃、子宮頸がんで亡くなった二〇代の女性は年間で何人だと思う?

三砂　一〇万人も上皮内がんなのですか。

近藤　上皮内がんが見つかる可能性があるのは、一〇万人ね。

患者　亡くなる人は一万人ぐらい?

三砂　そんなに死なないですよ、一〇〇人?

近藤　九人(笑)。だけど今は、亡くなる人数が三倍になっているの。

三砂　わざわざ、見つけて治療するから。

近藤　うん、そうだね。手術や抗がん剤で死ぬからね。過剰診断があると、死人が増えるんだよ。もうひとつ付け加えておきましょうか。

神経芽細胞腫は、子どもに多いがんで、尿に特殊な物質が出る。それで一時期、赤ちゃんのおしっこを調べて、その物質が見つかると、からだをくまなく検査して神経芽細胞腫を探すという、がん検診をやっていた。だけど、それで救命できるというデータがないから、欧米では実施されなかった。

日本でだけ実施されたのは、顕微鏡で見れば神経芽細胞腫の顔つきをしている、というのが根拠。そんな薄弱な根拠で、手術して、抗がん剤をしてと、次々と治療をしていたんだけど、死亡数は検診を始める前と変わらなかった。疑問を持った小児科医たちが、見つけても放っておいたら、大きくならずに消えていってしまう。それが決定打になって、検診は中止された。それまで何千人という子が不必要な治療を受け、背骨が曲がり、発がんの危険を抱えこみ、治療で死ぬ子も何人もいた。これなどは過剰診断の典型だよね。また、自然に消えることが運命づけられているがんがある、ということも教えてくれる。

がんの診断法

患者　そもそも、腺がんとか、小細胞がんとか、がんはどうやって見分けていったのですか？

近藤　それはもう古くからわかっていた。顕微鏡が発明されたから。細胞の顔つきで、パターン分類するんだ。

患者　顔つきがいいがんとか、悪いがんとか、病院に行くと、ときどき言われますね。

近藤　そうだけど、どう診断しても、必ず例外が出てしまう。人でも、悪人面《づら》だとか善人面だとか言うけど、実際には悪人面でも善人だったりする。逆に詐欺師は、ふつう善人の顔をしてるんだよね。

同じように顕微鏡でも、病変の性格を顔つきで見極めようとしてきたけど、かなり無理がある。その典型が早期がん。そもそも早期がんを放っておいたら大きく育って、人の命を奪うというデータは皆無なんだ。

順を追って話すと、むかしは患者が亡くなったあと、解剖して腫瘤が見つかれば、それをがんと診断していた。ところが二〇世紀になると、X線装置などが普及したため、からだの中にある腫瘤をがんと診断するようになったんだけど、なにしろその人は生きているわけだから、そのがんが人を殺すとは断定できない。つまりがんだといっても「人を死なせるかもしれない腫瘤」としか言えない。

そこで、がんで亡くなったことが確実な死体からとった組織を顕微鏡で調べて、がんの特徴と思われるものをリストアップして、がんの診断に役立てようとした。これはある意味、簡単な作業です。だって人を死なせたのだから、がんであることは確か。その細胞の特徴を抜き出せば、がんを診断する体系はすぐできます。しかしここからがむずかしい。

というのは、生きている人に腫瘤をみつけた場合、それを放っておいたら本人が死ぬかどうかは確かめられていない。そこで、死んだ人からつくった、がんの診断体系に当てはめるわけだけど、「がんに似ている」との診断しかつけられない。でも、「似ている」では手術ができない。そこで多少無理でも「これはがんだ」と言い募り、手術をするようになった。それがいつの間にか、「がんであることは確実」「がんだから切らないといけない」と変わっていったんだ。

典型的なのは早期胃がん。日本では第二次世界大戦後すぐに、バリウムを飲ませるX線診断が始まった。だけど進行がんを見つけても治らない。それで、初期のがんを見つければ、治るようになるんじゃないかと考えた。でも誰も、早期胃がんなるものを見たことがないわけだ。そこで千葉大学の内科医である白壁彦夫氏は、患者の胃の標本を、同じ大学の有名な病理医（教授）のところに持ち込み、「がんと診断してくれ」と迫った。だけど病理医は、今までそういう病変を見たことがないから、がんとは診断しないで、良性病変と返事をする。でも白壁氏はへこたれず、次々と標本を持ちこむので、病理の教授もほだされて（?）、早期胃がんと診断するようになっていった（苦笑）。だけどね、そういう標本というのが、手術で切除された胃袋だったたんだよ。内視鏡がない時代だから、X線検査で病変らしいものを見つけると、いきなり手術して胃袋をとっちゃうんだ。がんとも、がんに似ているとも診断がついていないんだよ。患者の同意なき人体実験。手術の合併症で亡くなった人もいたことでしょう。ひどい話です。

ともかく、そうやって早期胃がんの診断体系がつくられたけど、放っておいたら進行がんになって人を死なせることは確かめられず、今日にいたるわけです。ずっと、早期胃がんを見つけ次第切ってきたから、ある意味、証拠隠滅だね。医者が「がん」と言えば、患者・家族はひれ伏して、誰も疑わない。医者たち自身も疑わなかっただろう。

ところが検査を受けて、異常がないと言われた人に、あとで早期胃がんが発見されたとき、X線検査や内視鏡検査を見直すと、病変が写っていることがある。そうすると、何年間も見逃されていても、ほとんど大きくならないことがわかる。そういうケースがどんどん出てきたけど、専門家たちは、そのことを真剣に受け止めず、早期胃がんの発見・治療に邁進《まいしん》した。

そこで僕が、そういう報告例を集めたりして、早期胃がんは放っておいても進行しない。進行がんは、ごく初期に転移しているから、早期発見しても転移がひそんでいて手遅れ、と主張したら、誰も反論できなかった。ある専門家は反論のつもりか居直りか、著書の中で「早期がんを三年放置しても、ほとんど変化しないということは日本の専門医にとって常識以前のことです」と言ったんだよ。専門家たちはそれを知っていても、どんどん手術してきたし、今でも手術しているわけだ。

患者　そんなに性質がいいものが、どうしてがんの顔つきになるんですか。

近藤　顕微鏡でみて、細胞が大きくなっていたり、細胞核が黒々とみえたりすると、顔つきが悪いと判定される。だけど、そうなる原因は、がん以外にもいろいろあるんだ。人間の正常細胞は、多種多様な原因で顔つきが悪くなり、がん細胞に似るんです。

感染症がその典型です。ヒト・パピローマ・ウイルスの感染によって子宮頸部の細胞が「上皮内がん」と呼ばれる顔つきになることは前にお話ししましたが、胃がんの中にも感染症がある。たとえば胃の悪性リンパ腫の一部は、抗菌薬でピロリを除菌すると治ってしまうから、ピロリに対抗して働いていたリンパ球が顔つきを変えただけの感染症であることは確実です。だけど医者たちは、いまだに悪性リンパ腫だと言い張っている。

それから通常の早期胃がんは、胃の粘膜上皮ががん化したものとされている。けれども、さっき述べたように放っておいても進行がんにならないし、人も殺さない。ピロリを除菌すると早期胃がんの発生が予防できるから、これも粘膜上皮の感染性の変化を胃がんと名づけているだけでしょう。

また臓器・組織の老化現象も、顕微鏡で見ると、がん細胞に似てくる。皮膚にできるシミやイボだと、がんと診断されることはないけど、からだの中に生じるシミやイボのようなものは、誰もそれまで見たことがないから、「がん」と診断されやすい。だから、がんの顕微鏡診断は、原理的に問題があるし、もう少し言えば、破綻している。こういうことを言うから病理医まで怒るけど、本当のことです。

がんの解析法

患者　がんの解析はかなり進んでいると聞きますが。

近藤　そうですね。遺伝子の解析自体は進歩しました。解析に要する時間がすごく短くなって、細胞の全遺伝子の決定が簡単になった。でもがんに関しては、つまずいているんです。

正常細胞はそれぞれが二万個以上の遺伝子を持っていて、それらが自然の放射線や農薬などで傷ついていて、「変異遺伝子」というものになり、それが集まると、細胞ががんに変わります。そこでこれまで、がん細胞の全遺伝子が決定できれば、がんの性質がわかり、治療法も改良できるだろうと思われてきた。ところが、どの遺伝子が傷つくかは、まったくの偶然なのね。それでいて遺伝子の数は二万個以上あるから、正常細胞における変異遺伝子の数や組み合わせは無数に存在することになる。
それでもがん細胞の場合には、変異遺伝子の数や組み合わせがいくつかのパターンに分かれるのではないかと期待して、解析プロジェクトが始められたわけです。ところが解析が終わってみると、変異している遺伝子の種類、数、組み合わせがまちまちだった。がんの種類による、変異遺伝子が多い少ない、というような傾向はわかったけど。

三砂　ほとんど法則にはなってないということですか。

近藤　そうです。そのうえ、正常細胞ががんに変わるかどうかを変異遺伝子がすべて決めているのではないらしいことがわかってきた。遺伝子はＤＮＡからできているけど、遺伝子として使われてないＤＮＡがたくさんあり、そこに生じる変異も細胞の性質に影響を与えるし、さらには、遺伝子にメチル基などがくっつく、そのくっつき方で、細胞の性質が変わってしまう。ものすごく複雑なので、ほぼお手上げ状態ですね。

三砂　莫大なお金をかけて、大変精密な調査をすればするほど、人体のわからなさがわかってくるという、そういうことですね。

近藤　そうです。

患者　どこまでがわかっていて、どこまでがわからないということがわかるようになるということですか。

近藤　うん、そんな感じ。それが固形がんなどの治療法を変えていくとは、ちょっと思えないのね。ただ血液がんでは、遺伝子にこういう変化があったら治りにくいとか、こういう変化があったらこの薬剤がいいのではないか、などとわかってきたケースもあります。でも固形がんは、もともと抗がん剤が無効だから、いくら遺伝子を調べても、無効なものが有効にはならないでしょう。

　別の研究としては、がんのステムセル、つまり「がん幹細胞」に関するものがある。がん化は、正常細胞ががん幹細胞に変わることであり、幹細胞の子孫であるがん細胞が集団を作ることがわかってきた。これはひとつの進歩だけど、別のタブーも生まれた。がん細胞が幹細胞を始祖として、その性質を受け継ぐなら、がん幹細胞が転移する性質だったら、早々と転移していることになる。そうすると、がんを早期発見することは無意味、という結論になるわけだけど、基礎学者はそれを言いだせない。医療の分野には、それを言っちゃあお仕舞いよ、自分もお仕舞いよ、というテーマがいろいろあるんだね(笑)。

もっとも外国の細胞生物学者には、それを指摘する人もいる。どうやら転移するものは早めに転移しちゃっている、ということまでは書いている。ただ、医学雑誌の中で語るだけで、一般公衆に向かって転移が早くに生じている、などとは言わないんだ。

エビデンスの使い方

患者　そもそも、エビデンス・ベースド・メディスン（EBM：Evidence Based Medicine）という言葉が盛んに言われるようになってきたときに、私には違和感がありました。医療はいままで、科学の元にやってきたんじゃなかったのかと。

近藤　そうですよね。ただそれまで医者たちも、医療は科学だと思っていた。ひとつには、実験万能主義があったからではないか。試験管や動物で実験することが科学で、その結果を人間に適用できると。僕が受けた医学部の講義でも、高血圧になる仕組みはこうだ、このクスリが働くメカニズムはこうだから、高血圧に効くはずだ、というような話ばかりで、実際に治療したらどうなるという話は聞けなかった。だけど、動物と人間とは違う、エビデンス、つまり人での治療データが肝腎だとなったのです。ただし先駆的な人たちもいて、二〇世紀の半ばに、新しいクスリを導入するには比較試験をしなければいけない、と英国で主張された。たとえば結核は、死病と言われていたけど、実際には自然に治るケースもある。それゆえ、新しいクスリが本当に有効かを見るには、きちんとした比較試験をするべきだ、と。

統計学者のロナルド・フィッシャーが、農業で収穫率を上げるための実験法を考えていて、それを応用して、抗結核薬であるストレプトマイシンの比較試験をやりました。そして、結核に対するストレプトマイシンは有効だという結論になり、その論文が『ブリティッシュ・メディカル・ジャーナル』に載った。世界で初めての比較試験結果です。

前にも言ったけど、欧米では健康診断についても有効かどうかを確かめようと、比較試験をいくつもやった。結局、成績が変わらなかったので、人間ドックや健康診断を始めなかった。でも、日本はデータがなくても、どんどんやる。このへんが大変違うね。がん検診もデータなくして始めて、比較試験で無効とわかっても、やめない。

三砂　医者は、それが仕事ですから、なんらかの治療をしたい、手術ができるようになったらやりたい、検査もできるようになったらやりたい、クスリも出来上がったら使いたいと思っています。私たちのほうも、それが医学の進歩だと、思っています。

そこに歯止めがかかったのは、先生がおっしゃるようにランダム化比較試験(RCT：Randomized Controlled Trial)を使うようになったことが大きいのですね。それまではべつに科学的根拠に根ざしてなくても、誰かがやって論文書いて、それが医者としてやり甲斐のある手術だったら広まってしまうような土壌があったということですね。

近藤　その通り。根拠がない点では、がんの手術が筆頭です。ほとんどの手術は戦前から欧米でも広まっていて、引き返すことができなくなっている。胃がん、肺がん、乳がん、子宮頸がん、なんでも根拠なく始めて、今でも根拠なく手術を続けている。もっとも引き返すことができないのは、医者であって、患者ではないけどね。

三砂　日本は、歴史的に、フィールド疫学、つまり、自分で仮説をたてて、調査デザインをくみたてて、フィールドからデータを取ってきて分析する、というような疫学者（Epidemiologist）が育つような教育をしていませんね。疫学は公衆衛生の診断ツールですが、まず、公衆衛生を系統的に教育する場がない。日本の公衆衛生は、医学部の中に位置づけられています。医学部のハイアラーキーの中の公衆衛生学教室は、言い方は悪いですが、いちばんボトムのように言われてきていました。疫学はその中でも、もっと下でしょう。さらにこの十数年で公衆衛生学教室の数さえどんどん減り続けています。欧米をはじめとする他の国には、公衆衛生校（School of Public Health）というところがあって、医学部とは独立していて、別にそういう人を育てています。医師ではない他の医療職種をはじめ、社会科学系、人文科学系の方も入ってきて、よい意味での医療の牽制役も果たしているように見えます。日本でも公衆衛生校構想があり、いくつかの国立大学が公衆衛生の学位を出すようになりましたが、それでも系統的な疫学教育が盛んになってきた、とは言いがたいのではないでしょうか。

また、冒頭で申し上げたように、疫学をやっても日本には、フィールド疫学の伝統がほとんどない。役所とか保健所とか厚労省が集めた膨大なデータベースを解析するのが疫学の伝統だったと思います。いわゆるフィールド疫学の素養が身に付かない。

フィールド疫学というのは、いろんな現場に行って、自分で問題を見つけ、自分でデザインを立ててデータを取ることです。日本では疫学には、自分でデザインを立てて、データを取り、そこから新しい科学的根拠を提示する、という伝統がないんだというのがわかってきました。結果として疫学教育ができていない、ということでしょうか。

近藤　おっしゃるとおり、医学生に対する疫学教育はないに等しいレベルです。人の生死や疾病の原因追求目的だけでなく、医療に関する大局観を養うためにも、疫学は大変重要です。ただし医者は、論文を読めば、検診や抗がん剤の無理や矛盾はわかる。疫学教育の欠落だけでなく、問題意識を抱かない、抱けない医者を輩出する医療体制自体にも欠陥がある。

三砂　先ほどから話が出ている、エビデンス・ベースド・メディスン、「科学的根拠に根ざした医療」は一九九〇年代からよく知られるようになりましたね。ＥＢＭのデータベースを提供していることで名前が知られているコクラン共同計画は、ＥＢＭの理論的枠組みの基礎を作った一人であるイギリスの、アーチボルド・コクラン（Archiebald Cochrane）の名前からきています。私は一九八〇年代の終わりにイギリスにいたんですが、ちょうどその頃、コクランの考え方が広まりつつあった。コクランの考え方は、もともと人間には治る力があるわけだから、よけいな医療介入をすると、人間が持っている力が生かせなくなってしまう。だからこそ、新しい医療介入が出てきたら、なんでもどんどんやればよい、というわけではない。治る力を最大限に出せるようにするために、医療介入はミニマムであるべきだ、医療介入はＲＣＴで科学的根拠があると検証されたものしか行ってはならない、というものでした。よけいな医療介入をさけ、科学的根拠に根ざした医療を行い、不必要な医療介入はしない、という目的。イギリスの国民保健サービス（NHS：National Health Service）は無料ですから、できるだけ医療費は削減できたほうがいいわけですしね。最初のコクラン共同計画のデータベースは、コクランの弟子だった産婦人科医イアン・チャーマーズ（Iain Chalmers）がお産の分野で整えた。余計な手を出さないほうがいいんだということが、お産の分野でいちばんよく見えたからでしょうね。コクランの考えが出てくるまでは、実は医療介入というのはやればやるほどいいんだ、それに対する歯止めというのはないという状況だったんじゃないかと私も思います。

ＥＢＭとか科学的根拠に根ざした医療、という言葉だけは広まっても、日本では科学的根拠のないものはやらないようにしましょう、そのほうが人間の力を生かすんだ、という考え方は全然届いてないですよね。

近藤　かつて、医療介入は多いほどいいと考えられていたこと、それに対する歯止めとしてＥＢＭが提案されたのはその通りです。ところが現場では、ＥＢＭの解釈がねじ曲げられてしまった。

三砂　何かできることがあれば、科学的根拠があろうがなかろうが、医療介入をして、それが成功したらいいことだ、という考え方から、抜け出すことがまったくできない。

近藤　同感です。医者たちは、生活がかかっているから、医療介入を増やしたくて仕方がないという背景がある。そこに、この医療介入にはエビデンスがありますと言われたら、どうなるでしょうか。その典型が、抗がん剤をはじめとするクスリの分野です。

製薬会社が実施する、新薬を開発するための比較試験に参加する専門家（医者）たちは、製薬会社から研究費やコンサルタント料をもらっている。加えて、製薬会社の社員も試験の実施にたずさわり、論文の共同執筆者にもなる。そのようにして、ほとんどの比較試験はデータ操作がされているけど、ともかく論文が医学雑誌に掲載されると、エビデンスになる。しかも、数千人を被験者とする大規模な比較試験だと、最上級のエビデンスになってしまう。医師はＥＢＭを実践すべきである、という建前の元で、比較試験の結果は患者たちに適用するのが医者の義務だ、となってしまった。本来はコクランの言うように、批判的にデータを吟味することがＥＢＭの根本思想だったのに、今は、クスリをどんどん使わせるための概念になってしまった。

三砂　牽制するはずのものだったのに。

近藤　逆手にとられちゃった。比較試験でちょっとでも結果に差があれば、医者は患者に処方しなければいけないとなった。一〇〇人に使って一人に効くかどうかというレベルのクスリでも、使うのが義務だという話になって、ＥＢＭがクスリなど医療介入を拡張するための道具化していった。

三砂　疫学的な調査は、意図があれば科学的根拠というのはある程度出せてしまうというところがあります。すべての調査は、調査を意図した人がこういう結果を出したいと思ってデザインして出していく。クスリや手術の効果も、なんらかのエビデンスを出したいと思えば何とか出てくるし、結果はすっきりしなくても考察を加えていくこともできる。データ操作をするとか、そういう話ではなくて、出したいと思って、出るように、研究をデザインする。そこで結果が出たら、それを科学的根拠として示すことができる。疫学調査には、完璧な調査はありませんから、その科学的根拠が気に入らない、と思う別の研究者が、反対の根拠が出せるように、また、すこしだけ洗練された研究方法で新しい研究を立ち上げて、研究が続く、ということになる。

近藤　うーん、疫学調査はそうだろうけど、クスリの場合は、結果が気に入らないからといって、比較試験を再度実施するのがむずかしい。つまり初回の比較試験がいちばん大事。そこでポシャると、そのクスリは永久にお蔵入りです。他方で新薬の開発には、数百億円という膨大なお金をつぎ込んでいるから、新薬がポシャると大変です。それでイカサマをしてでも比較試験を成功させたい、という願望が生じるのです。

でも僕も、比較試験に参画している専門家のすべてがイカサマをしているとは思っていない。大部分の専門家は、真面目な気持ちで試験を実施していることでしょう。

研究費やコンサルタント料をしっかりもらってはいるけどね。だけど一部にでも、製薬会社のために一肌脱ごうという専門家がまじると大変。もともと新薬の効果はあってもわずかでしかなく、そのわずかな違いを見つけるために被験者を数千人集めたわけ。だから一部の専門家がインチキをして、データの一部を操作するだけで、わずかな差をどうにでも変えられるんだ。

アメリカは昔は、政府が資金をだして、医師主導で臨床試験をやっていました。そういう試験の論文を読むと、まともな結果が多かった。ところがアメリカの国力が衰え、製薬会社が試験を実施するようになった。さらには、患者を多数集めるために、比較試験を世界各国で実施する。そうすると試験に携わる専門家たちでさえ、元データを点検するのはむずかしくなった。データを収集するのも、解析して結果をまとめるのも製薬会社で、論文を書くのはゴーストライター。医者が書くより上手に書けるんだよ。では研究者は何をやっているのかというと、ライターが書いた原稿に著者としてサインするだけです。

患者　製薬会社がグローバル企業化したことが大きいですか？

近藤　そうですね。製薬会社が大規模になっていく一方、皮肉なことに、画期的な新薬、切れ味のよいクスリは、そんな簡単には生まれなくなってきた。切れ味がよいということは、効果がある半面、副作用も強いから、そういうクスリ候補のほとんどは開発段階でポシャるんだ。それでも有効だという結果を比較試験で出したいから、元データの収集、解析、執筆のすべてを製薬会社がコントロールしたくなるわけだし、実際にコントロールしている。

そこで最近、元データを開示させるための運動が始まった。総合医学雑誌『ニューイングランド・ジャーナル・オブ・メディスン』や『ランセット』などは、今やクスリを承認させるための媒体になってしまっている。それら格式がある医学誌に論文が載ると、各国政府に新薬として承認される。だけれども、論文の内容が正しいという保証はない。雑誌の側も、利用されていることに気づいてきて、データの開示をしろ、第三者にチェックさせろ、と言いだしたわけだ。でも、各論文の試験には被験者が数千人いる。その元データをそっくり渡されてもね。

三砂　元データがあっても、どう解析して、どう解釈するか、というのは、分析している人の「意図」が大きく影響します。元データを前にして、どのような結果を出したいか、と考えて、できるだけ望む結果が出るように、分析して解釈していく。意図がある人たちがやっているわけだから、いかようにも解釈できる、というところはあります。もちろん、どうしても思うような結果にならない、ということはありますけれど。だから元のデータさえ見れば、全部その不正が暴ける、ということにはならないでしょう。元データを見てもきっと反論はできないと思います。違う解釈のできる論文が書けるかもしれないけれど。

近藤　そうですね。第三者によるチェックは、形ばかりのことになるでしょう。そもそも手間がかかるから、再解析に乗り出す人がいるとは考えにくい。ではそんな状況なのに、一般の人たちや患者は、どうしたらインチキを見抜けるのか。個々の試験のインチキを見抜くには、元論文を読まねばならないから、まず根本を疑うことですね。

クスリの試験で数千人を被験者とするのは、プラセボ（偽薬）と比べて仮に差があっても小さいと思っているからです。たとえばプラセボだと一〇〇人のうち三〇人に効果があって、クスリは一〇〇人のうち三一人に効果があるとする。この一〇〇人につき一人の違いは、数百人を被験者にしたのでは見つけ出せないんだ。それで数千人・数万人を被験者にする必要があるわけ。これに対し、有効率がプラセボで三割、クスリで八割というように大きな差があれば、数十人を比べただけで違いが判明する。

だから被験者の数が多いと聞いたら、仮にプラセボと差があっても、ごく小さいんだなと考える。そして、そんな小さな違いしかないクスリを飲む必要があるのか、という疑問を持つのがいちばんです。一般の方々は、被験者数が多ければ多いほどクスリの価値が高まると思うだろうけど、実際には多いほど意味がなくなるんです。

患者　なるほど。よくわかりました。ＥＢＭはある限定された状況での試験結果ということですね。シロウトは「エビデンス」は、ある種の「正しさ」とか「真実」であると勘違いしてしまうんです。

感染症と予防

三砂　ところで、疫学の観点から言うと、今の早期発見、早期治療、予防などの予防医学的な考え方は、感染症の予防対策あたりから出てきたものかもしれませんね。

近藤　うん、それはあるね。

三砂　感染症だと、蚊の対策をしましょう、とか、衛生的な環境を作りましょう、とか、予防するために、いろいろとできることがあるから。

近藤　感染症の解明は、疫学の勝利ですね。専門家に向かって恐縮ですが、はじまりはロンドンで、コレラの流行原因をつきとめたときかな。

三砂　ジョン・スノウですね。

近藤　疫学の発展にとっても、大きな成果だったでしょう。

三砂　そうですね。一九世紀にロンドンでコレラが流行したとき、ジョン・スノウが徹底的にロンドンの井戸を調べて、発生元を突き止めたんです。最初の疫学調査、と言われている。その発生元だった井戸のところに、ジョン・スノウ・パブというパブができていて、観光客で賑わっています。ジョン・スノウは初めてヴィクトリア女王に産科麻酔した人でもあるそうで、ジョン・スノウ・パブのサイン帳には、疫学者と麻酔科医がたくさん名前を連ねています。

近藤　感染症に対する予防策は意味あるものが多いけど、それが問題を引き起こした面もある。

三砂　感染症の予防策から始まった疫学の方法を、同じように別の病気とか、事故とか、母子保健とか、すべてに、適応してるわけですけど、そこから導き出すと、どうしても早期発見、早期治療、予防みたいな啓発の言葉になってしまうのかもしれないですね。早期発見、早期治療、予防というのが、何より大切です、と、私たちはすり込まれていくことになる。

近藤　がんや生活習慣病の早期発見、早期治療が叫ばれるけど、それらの本質は老化現象だから、予防するには無理がある。それでも予防が叫ばれるのは、お金儲けだよ。身も蓋もないけど（苦笑）。医者たちは予防医療が大好きなんだ。予防に意味があると言ったほうが、自分たちの仕事にとって都合がいい。そして、予防が医療産業の一大目標になってきた。この長寿社会では、予防を掲げて健康人を検査して病名をつけないと、医者たちにとって十分な数の病人がいないからね。つまり予防医療というのは、「患者を呼ぼう医療」なんだ（笑）。

日本の戦後を見ていくと、大企業中心、都市中心で復興した。地方には経済発展の機会があまり与えられず、地方の人たちを大都市に吸収して、一種の囲い込みをした。ウサギ小屋みたいな住宅をいっぱい作って、人を集めた。大都市圏は発展し、そこで猛烈にお金が生まれたけれど、地方との格差があるから、お金を地方に配分するために公共事業をした。それで、地方の景気がよくなったように見えたけど、実は永続的に稼働する産業は生まれなかった。ダムや道路や建物などを造ったら、それで終わり。民主党が政権をとったときが方向転換のチャンスだったけど、結局日本の構造は変わらなかった。震災やオリンピックを口実にして公共事業をやろう、ということしかできない国になっている。

医療もまったく同じなの。地方の医療産業を潤すためには、何か口実がないといけない。だから予防医療を錦の御旗にして、地方にも検診やワクチンを広げ、そこに税金を投入し、医療産業を成り立たせて行く。そうしないと、医者がいなくなっちゃう面もあるからね。公共事業なのよ、これは。

三砂　医療という名の公共事業……。

近藤　うん。ダムや道路をつくる土木工事のときは、荒廃するのは山や川などの自然。だけど医療の場合は、耕すのが人間だからね。人体に手を入れれば入れるほど、不健康になって早く死んじゃうわけ。わかりやすいでしょう。

三砂　山とか川は文句言わないですけどね。

患者　ここまで来ると、近代医療の否定のようなものですね。先生は人のからだをある種自然の一部と考えておられる。

近藤　からだが自然というのはその通りだけど、医療否定というのとは違う。肯定している近代医療もたくさんあるからね。産科医療、新生児医療、救命救急医療など、みんな必要だと思っています。子どもの急性白血病のように、抗がん剤で治る場合も肯定している。ただそれらは、危機に瀕した人がいて、それを救おうとする医療行為。そういう切羽詰まったケースに医療行為は必要だし、役にたちます。しかし、がん検診や人間ドック、あるいはワクチンは、健康な人を目的とするし、いろいろな弊害があるから、必要とはいえない。

近代化によって科学技術は進歩しました。月まで行くことも科学技術なしには不可能だった。しかし医療の面で問われているのは、科学技術が進歩すれば、本当に健康な人がより健康になり、寿命がのびるのか、です。

ほとんどの人は、今こんなに寿命がのびているのは医療のおかげだと思っているでしょう。でも、人間の寿命がのびたのは、生活環境が整って、栄養状態もよくなったことが大きい。健康人に医療が介入すると、寿命はむしろ縮む、ということを理解しないと。

三砂　どの医学の学会でも、死亡率が下がったのは、これだけ医療行為が増えたからだって、主張しますね。ひとつのことの数値が上がっていって、もうひとつの数値が下がっていったからといって、その二つに因果関係がある、とは、言えないのです。他のいろいろな要因の影響を考えなければならない。だから、死亡率が下がったことと病院が増えたこと、その二つを直接関係づけてはいけない、ということを、疫学を勉強する最初の典型的な例として公衆衛生の世界では使うくらいです。医療の発展と共に新生児死亡率が下がった、とか、みんな信じてるところがありますね。本当は食生活の向上や住環境など多くの要因が関わっているわけです。

近藤　因果関係のとらえ方が、ご都合主義なんです。医者たちは自分たちに不利なことだと、因果関係を否定する。たとえばワクチンを打って、すぐに重篤《じゅうとく》な症状がでても、それは副作用とは言えない、因果関係は認められない、と言いつのる。車が通った直後に人が倒れこんでも、僕はひいていないと抗弁するのに似ているけど、医者は平気でそういうことを言う。

患者　たとえば、抗がん剤なども、なぜ最後の最後まで打つんでしょうか。

近藤　これは医者と患者の両方に問題があるね。臓器転移がある固形がんは治らないのに、ある調査では、自分のがんは治る可能性があると思って抗がん剤治療を受けている人が八割もいた。患者の気持ちを無視できないと言う医者もいるけど、患者が誤解しているなら、その誤解を正して、抗がん剤をやめさせるのが医師の役目であるはずです。でもやめさせないのは、ひとつには抗がん剤治療がビジネスになっているから。またひとつには、抗がん剤を信じている人も多いと思うのね。

患者　医師自身が信じてる。

近藤　うん。本当に信じているかどうかはともかく、信じているふりをしないといけない。そうしないと破門されちゃう。キリスト教の歴史を見てごらん。異なる主張をすると、宗教裁判で火あぶりになった。似たようなことが、現代の医療世界の中にあるわけだ。抗がん剤を使うことに異を唱えれば、医療の世界から追い出されてしまう。

患者　医師は何をもって、抗がん剤をすることの希望としているんでしょうか。完治するとは思っていないですよね。

近藤　生存曲線を信じようとしているのかもね。平均すると生存期間が一〜二か月ほど延びます、有効ですよ、ぜひやりましょう、って患者に言っているのでしょう。その一～二か月の延命というのも、製薬会社がつくりだしたインチキエビデンスなんだけどね。

この前、抗がん治療を専門にしている教授と対談したら、エビデンスが大事だと言っておきながら、自分はエビデンスがなくても抗がん剤を受けたいとまで言う。そういう考えだと、患者にもやるはずです。

三砂　科学的な話ですらない。

近藤　結局、自分の身を守るためには、医者たちの言うことではなく、自分のからだを信じることがいちばんです。インフルエンザでも、二、三日我慢していれば治ります。クスリを飲むから、熱が長引いてしまう。そして感染症にかかったら、原則喜ばないと。あ、これでまた自分の免疫力が刺激されて強化されるな、長い人生では有利になるな、と。

子どもを遊ばせるときでも、砂場は不衛生だと親は言うでしょう。しかし子どものときは、泥まみれになって、犬や猫と一緒に遊んだりするほうが、将来、免疫系の疾患で苦しむことが減る。アトピーやぜんそくが増えているのは、清潔さを追求したあまりの面がある。これをハイジーン・セオリー（衛生仮説）といって、医学界では通説化しています。子どものうちにいろいろな病原体に接しないと、免疫システムが成熟しない。はしかや風疹など、ほとんどの病原体は自然に感染したほうがいい。

人間のからだは時々刻々、環境にあわせて最適化されている。からだ自身が調整しているんだよ。まずは食べ物で、からだの中で消化して、種々の成分に分けて、からだの一部に役立てている。からだをつくる成分も常に分解されつつ、新しいものが合成されている。たとえば骨は、外からは同じに見えるけど、古い骨を吸収して、新しい骨を作るという新陳代謝が行われている。胃や腸の粘膜も、一週間ほどで古い粘膜細胞が死んで、新しい粘膜細胞と入れ替わっている。我々はそれに気がつかないけど、ものすごく精妙で複雑な仕組みが働いて、からだをささえている。その仕組みの全容は、とうてい解明できないでしょう。

血圧もちょっと高いと、医者は高血圧と診断してクスリを処方する。すると血圧はいったん下がろうとするけど、からだはそれに反応して、元のレベルを保つように調節する。そうすると医者は、血圧が下がらないじゃないかと言って、べつのクスリを処方する。この繰り返しで、降圧剤を二種類も三種類も飲まされている人が多い。

僕の外来で降圧剤について聞かれたときは、元の血圧が二〇〇を超えていなければ、「全部やめてみたら」とアドバイスします。やめたあと、少し上がる人もいるけど、クスリが要らないレベルの血圧に戻るだけだから、問題がない。逆に、血圧が下がる人も少なくない。クスリという重しがとれて、調節機構がリラックスして血圧が下がったのでしょう。人間のからだは、クスリに対してさえも、自分にいちばんいい状態になるように調節しているわけ。

血圧のクスリは一回飲み始めると一生続ける必要がある、と言われてきました。でも実は、いきなりやめても問題は生じない。かえって体調がよくなったという声ばかり。やめたら大変なことになるというのは、医者たちがつくった都市伝説ですね。

痛みと鎮静

患者　自分ががんになってみて思うのは、がんの怖さっていくつかあって、痛さで自分が苦しんで死ぬんじゃないかというイメージと、自覚症状がまったくないのがかえって怖い。自分のことが自分でわからない。だから再発かもしれないと思ったときは、先の不透明さが怖かったんです。実際、骨に転移したら痛いといいますね。

近藤　それは痛いです。ただ、鎮痛剤や放射線治療などの対処法は確立しているから、そう心配しなくてもいいんじゃないかな。

がんに関しては、発見が早ければ治るのに、治療しないと手遅れになるという観念や、適切な治療が受けられるだろうかという不安が、恐怖心を強めているのではないか。本当は間違った観念であり不安なんだけどね。

がん治療がなかった時代には、乳がんのように外見に変化が生じてきても、相当進行してから病院に来る人が多かった。その時代は八センチの乳がんが小さいって言われていたけど、今は一センチの乳がんでも、生きるの、死ぬの、という騒ぎになる。

患者　昔は、何か症状があっても、気にしなかったんですか。

三砂　いや、気にはしたでしょうけど、それを病院に行って治すものだとは思ってないですよね。私の祖母もおそらくがんでした。家で死んだけれど、病院に行かなければならない、とは思ってなかった。当時の人はそんなもんだったんですよ。症状が出たとしてもね。

近藤　そうでしょうね。治療法がなかった第二次世界大戦前は、がん闘病記録を読むと、今の人よりも悠然と、がんや死を受け入れていたように感じます。がんが痛むこともなかった。がんを治療せずに自然に亡くなる場合、老衰と言われるような死に方です。

胃がんや食道がんは、ものが食べられなくなって痩せていって、枯れるように亡くなっていく。子宮頸がんは、がんが尿管を巻き込んで、おしっこが出なくなって腎不全で静かに亡くなる。肝臓がんも、そのままにしておけば、肝臓の機能不全でラクに亡くなります。

昭和天皇は膵臓がんで、がんが隣接している十二指腸を塞いでいて、食べ物が小腸に流れていかないので、閉塞部を迂回して十二指腸と小腸をつなぐバイパス手術が行われた。それで食事がとれるようになったけど、延命効果があったから、その間にがんが増大して出血し、すごい量の輸血を繰り返した。バイパス手術をせずにいれば、自然に痩せて静かに亡くなられたはずです。

肺がんも、呼吸機能が落ちていくと、歩けなくなって、そのうち寝たきりになるけど、静かに亡くなる。息苦しさを訴えたら、モルヒネで苦しさを感じないようにできる。肺がんや肺転移で呼吸が困難になって苦しんでいる人たちは、たいてい点滴をしている。からだが水分過剰になって、その水が肺にたまり、溺れるような苦しさを味わうことになる。

つまり、がんの痛みや苦しみは、たいてい治療に原因があるわけです。あるいは、モルヒネなどの痛み止めの処置が不十分なのでしょう。

三砂 ただ亡くなった夫を見ていたときに、身の置き所のない苦しさみたいなものを「痛い」としか表現できないんじゃないかとは思いました。

近藤 そうですね。死んでいくのは、人にとって一大事だから、なんらかの訴えがあってもおかしくない。末期がんで痛みがないというのは、あぶら汗が出るような痛みはないという意味です。痛みには、心の状態も影響するから、不安感が強いと痛みが増強する。そういう場合、抗うつ剤で痛みが軽くなることもある。

英国のセント・クリストファー・ホスピスで緩和ケアを始めたシシリー・ソンダースは、耐えがたい苦痛はひとつもない、と言っている。ただそれは、彼女が関われば、という面もあるでしょう。

在宅緩和ケア診療所の医師である大岩孝司《たかし》さんも、『がんの最後は痛くない』（二〇一〇年、文藝春秋）のなかで、死の直前に耐えがたい痛みを訴える人はいないと言う。在宅ケアであることがひとつの理由でしょうね。在宅ケアに移行できるというのは、比較的早くにがん治療をあきらめて家に戻ってきた人たちです。そういう人たちを、大岩さんやスタッフが、心の問題まで含めて面倒を見てくれれば、耐えがたい痛みというのは出ないわけだ。どれかが欠ければ痛むでしょう。

三砂　一般的には、がんの痛み止めは、麻薬系の痛み止めで、どんどん発達してきて製剤的にも洗練されてきた。そのようにして、治療の状況がよくなった、と理解されています。

近藤　最初の麻薬系の痛み止めは、英国で開発されたブロンプトン・カクテルでした。モルヒネに少量のコカイン、アルコールなどを配合したもので、日本で最初に使われたのは一九七六年で、僕も使って、患者さんにとても喜ばれたなあ。ただコカインが入っているなど問題もあって、英国でも日本でもブロンプトン・カクテルは廃れ、モルヒネだけを水にといた水薬を処方するようになっていきます。

でもモルヒネには持続性がなく、四時間から六時間おきに飲まないとダメで、面倒だった。それでMSコンチンという、モルヒネを加工した錠剤が登場しました。消化管の中でモルヒネがゆっくり放たれるので、八〜一二時間もつようになった。しかしモルヒネは個人差が大きいんだよ。一回に数ミリグラムで痛みがとれる人もいれば、一回に一〇〇〇ミリグラム要る人もいる。

ところがMSコンチンのモルヒネ量は最低一〇ミリグラムと決まっていて、人によっては多すぎ、眠気や吐き気が強く出て挫折する人もいる。そこで僕は慶應病院時代、あいかわらず水薬のモルヒネを出していた。一ミリグラムから開始して、徐々に増やして適量を見つけるよう指導しました。そして適量が見つかれば、一日量を二で割って、一回分のMSコンチン量が求められます。そういうやり方が丁寧だし、正しいと思う。

患者 父のときは、痛いと言えば多くして、眠ってばっかりいますと言えばちょっと少なくして、それぐらい大雑把な感じでした。そんな細かいことをやってくれる病院はないし、医者も看護師さんも忙しそうだから、いちいち相談はできませんでした。

近藤 そうでしょうね。忙しいとむずかしい。またこのやり方は、僕が自分で考えたものだから、他には知られていない面もある。

三砂 やっぱり痛み止めは、一度飲み始めたら、最後まで飲むものなんでしょうか。

近藤 がんの場合ふつうは、時間がたっても痛みの原因はなくならないからね。ただ骨転移だと、放射線をかけて痛みがなくなれば、やめられる。
ただ最近は、抗がん剤が使われすぎて、モルヒネでは解決できない苦痛が増えている。ひとつは、抗がん剤の毒性によるもので、手足の神経が障害されて、しびれや痛みが出る。これは一度生じると長く続くし、モルヒネが効きにくいんだ。

患者　まさに父がそうでした。字のきれいな人でしたが、抗がん剤治療のあと手の指先がしびれて字が書けなくなったと言っていました。

近藤　抗がん剤によって生じる別の痛みは、心の痛み。精神的な苦痛と言ってもいい。担当医に、もう抗がん剤はできないと言われて生じる、精神的な錯乱状態だね。臓器転移があるケースで抗がん剤治療を始めると、患者がストップをかけないと、いつまでも続きます。抗がん剤が効かなくなると、次の抗がん剤をして、それが効かないと、さらに新手が登場する。そうやって続けていくと、患者さんの多くは抗がん剤の毒性が蓄積して死ぬことになるけど、亡くなる直前にそれと察した担当医が、抗がん剤治療にストップをかけることがある。でも、ストップをかけられた患者の気持ちはどんなだろう。

こういう人たちの多くは、治る可能性があると思って抗がん剤治療を続けてきたわけ。前にも言ったけど、抗がん剤治療を受けている人の八割は、治る可能性があると思って受けているという調査もあります。ところが、ある日突然、担当医から、「抗がん剤治療は、体力的に無理だから、もうできません。今後は在宅ケアに移行するか、ホスピスへ行ってください」と言われて、病院からはシャットアウト。

もうダメだ、という担当医の見立ては、かなり正しいのね。国立がん研究センター中央病院で治療していた患者たちは、がんセンターの担当医に「ホスピスへ行け」と言われてから、半数は一〇〇日以内に亡くなっている。一か月以内でも二割が死んでいるし、一週間で亡くなる人もいる。こういう一流のがん治療施設では、体力がなくなって生命力がつきる直前まで、抗がん剤が続けられるわけだ。

ともかく病院からは締め出されてしまうので、患者はしぶしぶホスピスには行く。しかし、心の整理はついていない。そんな簡単に、治る希望を捨てて目標を緩和ケアに切り替えられないよね。精神的に混乱するなというのが無理。何かにつけて不安だ、痛い、苦しいとなるし、言動が不穏になって、譫妄《せんもう》も出る。これが患者さんの、耐えがたい苦痛の内実です。

これに対し、ホスピスの医者やナースはどう対処していいかわからず、オロオロする。モルヒネでは、心の苦痛は取れないからね。つまり、患者さんに耐えがたい苦痛があると、医療者にとっても耐えがたい心の苦痛になる。そこで、ちょっと眠ったらどうですか、痛みも感じないし、不安もなくなります、すべて解決できますよ、と話を切り出して、ドルミカムなどの麻酔薬で眠ってもらう。これが〝鎮静〟（セデーション）と言われるもの。持続的な深い鎮静を目指すので、始まるとたいてい数日で呼吸が止まって永眠する。セデーション、イコール、早死に、と知っておくといい。

鎮静は、一部の人にとっては理想的な亡くなり方です。僕のセカンドオピニオン外来でも、ホスピスに入ったら、さっさと鎮静してもらってラクに死にたい、と言う人もいる。耐えがたい苦痛があって本人が希望するなら、鎮静は許される行為でしょう。

ただ現在の問題は、緩和ケア病棟やホスピスで、鎮静が本人の同意なく、どんどん実施されていること。僕が調べたところでは、鎮静率がトップだったのは淀川キリスト教病院で、六八パーセント。じつに三人のうち二人が鎮静を受けて亡くなっている。

これが日本のホスピスの草分け施設だから、他は推して知るべしです。淀川で教育されて全国の緩和ケア病棟に赴任した緩和ケア医も多い。赴任先で何をしていることやら。

鎮静には、ガイドラインまでできてしまった。厚労省と日本緩和医療学会が取りまとめたもので、正式名称は「苦痛緩和のための鎮静に関するガイドライン」。でも、鎮静は実質的には安楽死だから、「安楽死マニュアル」になっている。こういう、作成に国民的議論が必要なものを、役所とたんなる一学会が決めるところに、関係者たちのおごりがある。人命軽視、国民無視の思想がよく現れていると思います。

セデーションが実質安楽死だということは、本人の承諾がないと殺人罪になってしまう。ところが日本では、本人の承諾があるのは約半数で、残りは家族の承諾しかない。しかも家族も、鎮静が始まったら二度と目を覚ますことがなく、早くに亡くなることをきちんと説明されていないから、本人が亡くなったあとに、あれは何だったんだ、命を縮められてしまったのでは、と疑問や不満を抱くことになる。

三砂　ホスピスは、もともと海外から入ってきたものだと思いますが、鎮静剤による死亡率というのは日本特有のものなんでしょうか。

近藤　いや、今や世界共通の問題です。ソンダースが開いたセント・クリストファー・ホスピスですら、最近はセデーションが増え、全患者の四八パーセントが鎮静を受けて亡くなっている。ソンダースがそんなものは生じないといって否定した「耐えがたい苦痛」が増えてきたということでしょう。その原因は、やはり抗がん剤にありそうです。

英国は国営医療ということもあって、かつては抗がん剤治療に熱心ではなかった。ところが一九八〇年代になってアメリカから、抗がん剤は有効ですよ、受けると得ですよ、といった類の情報がどんどん流入してきた。そして英国でも、最後の最後まで抗がん剤をやり続けるようになってしまい、鎮静でケリをつける必要が出てきたんでしょう。実際のケースをお話しましょう。

僕が慶應病院にいたとき、大会社につとめる五〇歳代の、バリバリのエグゼクティブを受け持ったことがあります。突然大腸がんが見つかり、骨や肝臓にも転移があって、ほかの病院で抗がん剤治療をしていたけど、骨転移による痛みが止まらない。それを見かねた、彼の友人である慶應の偉い人が、痛みをとってほしいと僕に頼んできたんだ。それで入院させて、モルヒネを使いながら、放射線をかけた。ちょっと性格に問題があって、病棟で気に食わないことがあるとナースに手をあげるんだけど、僕と相対すると、いい子になってしまう。個人的には付き合いたくないタイプだけど、病人だから気の毒で、ナースも僕も一生懸命対処するわけだ。

さて、痛みがとれたから、おうちに帰りましょうと提案したら、抗がん剤治療をしたいと言う。抗がん剤ではがんは小さくならなかったし、痛みもとれなかったんだから、もう抗がん剤は諦めて、緩和ケアに徹したほうがいいと、内科の医者も説明したけど、聞く耳持たず。抗がん剤を打ってもらえるからと、元の病院に戻っていかれた。そしたら間もなく、その病院の担当医から、抗がん剤治療を始めたら不穏と譫妄が生じて、家族と相談してセデーションをしたら、すぐに亡くなられた、という連絡があった。これには後日談があって、未亡人が、主人はなぜあんなに早く亡くなったのでしょうか、と僕に問い合わせてきた。鎮静の意味を教えられていなかった典型ですね。医者のほうは家族の同意があったから許される、と思っているのでしょう。

鎮静をかけた医者の気持ちもわからなくはないんだよ。その人が慶應にいたときの態度からすると、それに不穏と譫妄が加わったら、どうしたらいいか困り果てるだろう。それでも、患者本人にきちんと説明しないで鎮静剤を打つと、殺人になってしまう。鎮静の当否を医者が勝手に決めると、人の生死に対する感性が失われる。人命をもっとも尊重すべき医療の場で、逆に人命がもっとも蔑《ないがし》ろにされている。

これは抗がん剤治療をした医者が、鎮静までしたケースですが、日本で多いのは、抗がん剤治療のあと、緩和ケア病棟（ホスピス）で鎮静されてしまうケース。見方によっては、やみくもな抗がん剤治療によって、鎮静しなければならない状況に追い込まれているとも言える。そういう意味では、緩和ケア医も被害者的。抗がん剤治療という元をはやく絶たないと、この問題の解決は遅れるでしょう。

ところでこの人のように、治療から降りることができない人がたくさんいる。僕のセカンドオピニオン外来に来ても治療を受ける人はいくらでもいるよ。他方で、最初から治療を受けない人も少なくない。それを分けるものはなんだろうね。

放置療法にいたるまで

近藤　大きな会社の跡取り娘が、五〇歳くらいだったかな、膵臓がんになって相談にきたことがあります。相談時の受け答えから、手術を受けることに決めているな、僕の話は通じないだろう、と感じました。すると次の外来日に、八〇過ぎの、現社長であるお母さんが一人で来られた。彼女は僕の話を聞いて、手術の無理がわかったようで、娘は手術を受けてしまうだろう、と、ため息をついていた。僕は両方に、まったく同じ話をしたわけだけど、理解の仕方が一八〇度ちがう。何が判断を分けるのかなあ。

患者　大雑把な言い方をすると、学力もあって、日本社会の中で成功の体験が強い人ほど医療側の論理に乗ってしまう感じがします。

近藤　うん、それはあるね。社会的に成功しているある種の人々は、社会のルールにきちんと乗ることができる人なので、日本の医療の枠にもはまりやすいのではないか。これに対して、がん治療で苦しんだ家族や、早死にした知人がいる人は、僕の話を理解しやすいようです。自分はああいう風にはなりたくない、と思うんでしょう。

三砂　先生の本を読んで、放置したらいいということに得心して自信がある人は、きっとセカンドオピニオン外来にも来ないと思います。だから来る人は何かアドバイスがほしくて、いらっしゃるんじゃないですか。

近藤　そうですね。ただ本で大筋は理解できたけど、最後に背中を押してほしいという人も多い。『患者よ、がんと闘うな』を出した直後に来られた、七〇代の弁護士さんが印象に残っています。早期の胃がんで、放っておいたほうがいいと納得されたようだった。そこでその人に、「じゃあ、次いつ診ましょうか」と聞いたら、「えっ、放っておくと決めたら、検査を受ける意味はないでしょう」と言われてしまった。それはまったくその通りで、そういうふうに深く理解している人もいるわけです。僕もそういう経験をすると、次から患者さんへの対処のしかたが少し変わる。そういうことの積み重ねできました。

もうひとつ外来に来る患者さんには、どんな人物が本を書いているのかを見に来る目的もあるようです。最後は、著者が人として信じられそうかどうか知りたい、ということなんだろうね（笑）。

患者　先生の患者さんへの接し方の変化についてはわかりました。『患者よ、がんと闘うな』の頃と現在とで考え方の大枠は変わっていらっしゃらないとは思いますが、「放置療法」と言い切ってはおられませんでした。

近藤　『患者よ、がんと闘うな』のとき、内容は九九パーセント正しいと思っていたけど、その程度では「放置療法」と言い切ることはできないんだよ。だけど本を出したあと、放置を希望する人たちがたくさん集まってきて、がんを放置した経過をこの目で見ることができ、書いてきたことが間違いでなかったと確かめられた。それで、『がん放置療法のすすめ』（二〇一二年、文春新書）を書くことができたのです。「放置療法」という言葉を使えるようになるまで四半世紀を要したわけ。ただし科学の話だから、謙虚でなければならない。それで一〇〇パーセントではなく、九九・九パーセントは正しい、と言うようにしています。

では、がんの放置を希望する人と、外来でどんなやり取りをしてきたのか。少しお話ししましょう。慶應病院時代にいちばん多く診ていた乳がんを例にとります。

僕が日本で最初に乳房温存療法を始めたこともあって、乳がんの人の圧倒的多数は温存療法を希望して僕のところに来られる。だけど一九九〇年に、何も治療せずに放っておきたいと意思表示をした人がいました。その人が、放置した最初のケースです。その後、新患の人に僕の方から放っておいたらどう、と言うことはなかったけど、放置を希望する人はぽつりぽつりと出てきて、子宮がんや胃がんなど他のがんでも、出てくるようになった。

そして九六年の『患者よ、がんと闘うな』のあと、放置を希望する人が一気に増えた。初診時に記入する相談票に「希望すること」を記入する欄を設けたのですが、そこに「治療を受けたくない」などと書かれると、あっ、放置が希望なんだ、とわかるわけ。相談する中で、そうか、治療を受けたくないんだ、とわかる人もいる。それらのケースでは、「しばらく様子を見てみましょうか」となるわけです。

こうして慶應病院時代に、放置した人を、乳がんだけでもたくさん診ることができた。それで確認できたことはいろいろあります。大部分の人は、少しずつだけど、がんが大きくなっていくので、患者さんも気になって手術を受ける。でも他方、大きさが変わらない人もいるし、小さくなる人も、消えてしまう人もいる。

僕も驚いたのは、がんが大きくなって、皮膚を破ってきても治療を受けない、という人が何人もいたこと。正直なところ、治療を受けたほうがいいんじゃないのかな、少し意固地になっているのでは、と感じたものです。でも、本人が治療は受けないと言うのだから、それを尊重して、定期的に様子を診るようにしてきました。

だけど、さらに経験を積んで、論文を読み込んでいくうちに、がんが皮膚から顔を出してきてもそのままにしておくのが、確実に長生きできる道ではないかと思うようになってきた。乳がんは、いくら大きくなっても、周囲に重要臓器がないから、他の臓器に転移がでてこない限りは命に関わらない。他方で、手術をすると、少数だけど急に転移が出現してくるケースがある。もともと転移が潜んでいて、それが増大してきたわけだけど、手術することによって転移の出現時期が早まった可能性がある。そういう人は一〇〇人に一人かもしれないけれど、それにブチ当たるかもしれない。そうすると、放っておくのがいちばん確実に長生きする道ではないか、と思うようになってきたわけです。

病院に近づかない

三砂　ドクターにとって、がんがなくなること、がんが小さくなること、そして、少しでも長く生きられること、がまずは目標ですね。医学の考え方では、そういうふうに考える。がん専門医はＱＯＬ（生活の質）とか患者さんの日々の暮らしについては、まずは考えていないということでしょうか。

近藤　治療するがわから見ると、ほぼ両立しないからね。ＱＯＬを真剣に考えると、手術も抗がん剤もできない、となってしまう。だから医者たちは、ＱＯＬは大事だけど、それより寿命がもっと大切だ、という前提を置く。すると、たとえＱＯＬが悪くなっても寿命がのびればいいだろう、となって、延命至上主義になる。そこで抗がん剤治療医に、どのくらい寿命がのびるの、と聞くと、一～二か月です、と答えるわけだ。その一〜二カ月というのも、製薬会社と専門家たちが臨床試験でたいそう苦労してひねり出した数値なんだけどね。

でも実は、延命とＱＯＬは両立するんだよ。日々、体調がよくてご飯がおいしいという生活を続けていけば、いちばん寿命が長くなる。だけどそのためには、手術や抗がん剤治療を受けないという覚悟が必要になる。そもそも、手術や抗がん剤で体力がガクッと落ちて、ＱＯＬが低下して、長生きできると思うのが無理でしょう。

場合を分けて考えてみましょう。もともとＱＯＬがいい場合と、がんのためにＱＯＬが落ちている場合とがある。前者は、健康診断でがんが見つかったようなケースだけど、本人は元気で、体調はどこも悪くない。そうした人にたまたま検査で見つかったがんは、放っておけば、本人はがんに気がつかないまま、一生を終えることができる。それなのに、治療を受けてしまうから、体調が悪くなって早死にする。がんを忘れてしまうことが、ＱＯＬを保ちながら、長生きする最善の方法になります。

これに対し、がんでＱＯＬが落ちているケースでは、何か対処して体調を良くし、生活の質を上げることが、長生きにつながります。がん放置療法は何でもほっとけ療法だ、という悪口があるけど、そうではない。放置療法は、健やかに安全に長寿を達成するための方法論なので、苦痛があったら、症状をとるための治療をするんです。

ただ、ひとくちに症状と言っても、大きく分けて二段階ある。命とりになるような症状と、さほど問題にならないものとがある。

たとえば子宮頸がんの不正出血を見ると、ばーっと大量に出て貧血になって、そのままにしておくと死んでしまうようなケースから、下着にときどき血がにじむ程度のケースまで、程度の違いがあります。生理の出血量より少なければ、がんを探さずにそのままにしていたほうが、安全に長生きできる。がんを見つけ出すと、手術や抗がん剤治療となって、はるかに危険なことになるから。だけど、命取りになるような量の出血は、常識的には何か対処したほうがいいでしょう。子宮頸がんだったら、放射線治療にしておけば、手術よりは安全に治療できます。でも、「それでも、私は何もしたくない」と言う人もいるんです。

患者　で、先生はそのまま死んでいくほうが安らかに死ねると書かれています。

近藤　そう、出血死は一種の自然死だから。本人の意思がかたければ、そのまま見守ってきました。子宮頸がんからの出血は、苦痛をともなわないんです。これに対して膀胱《ぼうこう》がんからの出血はひどくなると、血餅《けっぺい》という血の塊ができて、尿道にはまりこんで塞ぐことがある。そうなると尿が出なくなって苦しいから、誰でも処置を希望すると思いますし、泌尿器科で尿道に管を入れてもらえば一件落着します。このように臓器によって、対処法は変わります。それでも少し血が出たぐらいで騒がないほうがいい。大あわてすると、がんを発見されて治療され、QOLが悪くなって命が縮む。出血で本当に困ってから病院に行くのがベターです。

微妙なのが乳がん。痛みなどの症状はふつうないけど、胸にしこりがあると、自分で触って不安になって耐えられないという人が多い。そうなると心理対策として、治療が必要になる。乳がんを放っておく人は、不安感を克服できたか、治療のほうがよほど怖いと思っている人でしょう。

症状と言えば、僕は去年、帯状疱疹《たいじょうほうしん》にかかったけれど、クスリを飲まずに治したよ。

患者 すごい。

近藤 いや、からだが自然に治してくれるんですよ。けっこう痛みはあったけど、普段通りに生活していた。自分でも不思議なのは、クスリを飲もうという気はまったく起きなかったこと。この痛みはどうなっていくんだろう、見届けたいな、という興味のほうが強かったなあ。いまでは痛みは全然ないけどね。

三砂　そういうのも自分の経験で積み上げていくしかないですね。私も顔にあざができたことがありました。真っ赤になってじくじくしだした。顔だから目立つし、もうつらくて。皮膚科でも、大学病院に行っても、何なのか、結果としてわからないんです。自己免疫疾患じゃないか、というような診断で。

皮膚をとって確定診断しないと何なのかはわからない、顔に痕《あと》が残るよって言われました。で、仮に診断がついたとしても、とくに治療できるわけでもなく、安静にしているしかない。だったら、皮膚をとらなくてもいい、と思いました。結果として半年我慢して治ったんです。

近藤　治ってよかったですね。対処の方針も間違っていないと思います。だけど原因は何だったんでしょうね。

三砂　わからないですね。『オニババ化する女たち』(二〇〇四年、光文社新書)という本が出てかなりバッシングされた時期だったので、ストレスだったんだろうと今は思います。近代医学の範疇《はんちゅう》で診断できないものでした。顔に何かできるのは、つらいものだし、出ているときは、痛い。でも、どうにもならないので、何もしない。そういう体験を積み重ねて、少々のことでは病院には行かないほうがいいんじゃないかという気になってきます。医学が助けてくれるとは思わないというところがミソなんでしょう。

近藤　そう思います。みんながそういう心境になれたら、もっと自由に生きられて、平均寿命ものびるでしょう。現代人には、からだは常に完璧でないといけない、という思いこみや呪縛がある。だから顔もきれいにしなきゃいけない、と。もしそこから脱却できれば、ラクに生きられる可能性がありますね。

三砂　でもやっぱり悩みはしました。教師だし、人前に出る職業だから気になりました。

患者　そういう人は珍しいと思います。なかなか我慢して寝てればいいやというふうに思えないです。一日でも早く楽になって働きたいと思ったりするのではないですか。

近藤　そうですね。たとえば風邪やインフルエンザにかかると、早く治して働かなきゃ、って思うでしょ。だけど解熱剤を飲むと、かえって長引くんだ。僕はクスリを飲まないから一〜二日でよくなって、慶應病院時代も今も、風邪やインフルエンザで外来を休んだことがない。

三砂　どうやって自分のからだを信用するのか。自分のからだへの信頼みたいなものをどうやって日々獲得するのか。

近藤　体験をつうじて直感を磨くか、正しい知識を増やすか、あるいは両方か。知識といえば、風邪やインフルエンザで解熱剤を飲むとウイルスがかえって勢いを増して長引くことは、医学界では常識です。ただこれも、一般人に教えるのはタブーのような面があり、なかなか社会に広まらない。だから一般人は、医者から知識を得ようとするのではなく、自分の思想を点検することですね。延命を追い求めるのではなく、今生きているこの日の生活の質を重視する。からだがラクであり続ければ、必ず長生きできる。そう得心するしかないのでは。

クスリやワクチンにも近づかない

近藤　この前、手紙を送ってきた八〇歳代の人は、元気だったのに医者に処方されたクスリを飲み始めたら心筋梗塞が起こって、入院したらクスリが増えていった。家に戻って通院を続けると、さらにクスリが増えた。ついに思いきって全部やめたけど、そう決心するのは大変だった、と。清水の舞台から飛び下りるような気持ちになるんでしょう。ただ、やめたらすごく調子がよくなった、と書いてありました。

三砂　子どもとか赤ちゃんに対してはどうですか。今、本当に小さい赤ちゃんにたくさんの予防接種を打ちますね。

近藤　今は国が勧めるままに受けると、小学校に入るまでに三十数本ものワクチンを打つことになる。すると医療機関に連れてくる手間が大変でしょうからと、赤ちゃんにワクチン六本をまとめ打ちする医者が出てきている。一本でも何が起きるかわからないのに、まとめ打ちなんて狂気の沙汰だと思うけど、母親たちの間では、そういう医者がいい先生、ということになっている。

ただ僕は、有効で必要なワクチンもあると思っています。ワクチンで撲滅された天然痘がそうだし、小児麻痺にもワクチンに意味があった。僕が子どもの頃、小児麻痺の大流行があり、カナダやソ連から緊急輸入して、発症する子がガクッと減ったことを見ても、有効であるのは間違いない。

ただ小児麻痺の場合、日本では三〇年以上にわたって発症する子が一人もいないのに、ずっと生ワクチンを続けてきた。弱毒とはいえ、生きているウイルスだから、麻痺になる子もいたし、ウイルスがうつって親が麻痺することもあった。それが社会問題になってきたら、廃止するのではなく、不活化ワクチンに切りかえた。だけど不活化ワクチンは、危ない面がある。製造過程で牛の成分を使っているから、ごくわずかだけど打たれた子が狂牛病になる可能性があるんだね。牛の成分を使っているワクチンはほかにもあるけど、両親はそういうことを知っているのかな。

不活化ワクチンには、アジュバント（免疫補助剤）が入っているのも問題。生きているウイルスを使うワクチンだと、からだの中でウイルスが動き回って白血球を刺激して増やし、白血球が「抗体」というウイルスを無力化するタンパク質をつくるから、アジュバントはいらない。ところが、不活化ワクチンだと、入っているのはウイルスの死骸だから、それを注射しただけでは、白血球も抗体も増えない。それでアジュバントを加えて、免疫系を刺激しようとする。インフルエンザ・ワクチンなど、病原の死骸を使うワクチンは同じ原理だから、アジュバントが入っている。

ところがアジュバントというのが、有機水銀（チメロサール）、乳化剤（ポリソルベート）などの毒物なんだね。親だったら、自分の子にはちょっとでも入れたくない物質ばかりだし、殺菌用のホルマリンが入っているのもある。こういうアジュバントや殺菌剤が、ワクチンの注射部位に痛みが出る原因になっている。

女性が子宮頸がんになるのを予防するための、ヒト・パピローマ・ウイルス（HPV）ワクチンには、他のワクチンとは比べものにならないほどの、多量のアジュバントが入っているので、痛みも強く、失神する子もいます。

このワクチンの別の副作用として、アジュバントが強力なため、からだの免疫細胞が働きすぎてしまい、正常組織に攻撃をしかけて自己免疫疾患が生じてしまうことがある。ＨＰＶワクチン後の脳障害はそれが原因でしょう。

不活化ワクチンの別の問題は発がん性です。犬猫だと、混合ワクチンなどの注射部位に、がんの一種である肉腫が生じることがある。それで獣医学校では、ワクチンは背中に打たないで足に打て、と教えている。肉腫が生じた場合に、背中だと切り取れないけど、足なら切り落とすことができる、というのが理由。肉腫が生じるのも、アジュバントの刺激作用が原因でしょう。犬猫用のワクチンと、人間用のワクチンでは、使われているアジュバントの種類が同じだから、人間にもいずれ肉腫がでてくるのではないかと恐れています。

ペットのワクチン問題も、人間でのそれと共通しているんだよ。犬には狂犬病ワクチンが法律で義務づけられているけど、実は日本には半世紀以上、狂犬病になった犬は一頭もいない。ニュージーランドや英国は、日本と同じように島国だけど、狂犬病の犬がいなくなったらワクチン接種はやめた。日本で続けているのは、獣医と製薬会社を喜ばせる目的でしかないわけ。一方でワクチンを打つと、犬はぐったりして、次から獣医に行くのを怖がるようになる。それに毎年、何十頭もが副作用で死んでいる。小児麻痺がなくなったのに不活化ワクチンを続ける人間世界と同じ利権構造があるわけだ。

三砂 ワクチンに関して言うと、国内よりもむしろ開発途上国と言われる国のほうがたくさん使っていますよね。「拡大予防接種計画」として、国、WHO（世界保健機関）、ユニセフも全力でやっている。

近藤 うーん、開発途上国のほうが本当に多いかどうかはよく知らない。途上国はお金がないからね。ただ、先進国より開発途上国のほうが感染症が多いから、ワクチンを勧奨しやすいことは確か。

もっともWHOの意図は、純粋ではないんだよ。昔のWHOは、各国政府が拠出した資金によって運営されていて、人びとの健康を守ろうとする意識が強かった。ところが八〇年代以降、資金を製薬会社に依存するようになり、変質した。

たとえば二〇〇九年、メキシコで豚から人に感染したとして、WHOが豚インフルエンザのパンデミック宣言をした。でもこのインフルエンザは、新しいタイプではあるけど、通常のインフルエンザより弱毒だった。それなのにWHOが先頭に立って恐怖をあおったのは、ワクチンやタミフルがたくさん売れるように、製薬会社のお先棒をかついだというのが定説です。

ワクチンに関しては、とかく陰謀が多い。HPVワクチンも実は、子宮頸がんを予防したという実績が一例もない。だから欧米では、HPVワクチンと呼んでいるんだけど、日本では、子宮頸がんワクチンと呼んでいる。医薬業界に、人びとを錯覚させようとする意図があるわけ。

どうしてそうなるかと言うと、ワクチンは医薬業界の繁栄や生き残りにとって必要不可欠になっているから。いまの子どもは健康だから、普段なかなか病院に来てくれない。ワクチンが重要な収入源になっている。そのうえ少子化だし、医師数はいまだに右肩上がりで増えているから、小児科医が収入を確保しようとすると、打つワクチンの数を増やすしかない。製薬会社も、今までよりも売上げを増やそうとすると、ワクチンの種類を増やすしかない。だからワクチンもやっぱり、医薬業界振興のための公共事業なんだね。そのために子どもたちが犠牲になっている。

患者　いま必要なワクチンはありますか。

近藤　必要なものはないと思う。天然痘や小児麻痺など、特殊なケースを除いて、長い人類の歴史の中で人びとが接してきた病原体には、自然に感染したほうがいい。乳児結核のように、ごく少数が重篤な状態になってしまう疾患はあるけど、心配ならば、赤ちゃんのときは人ごみにつれ出さない、結核を持っていそうな高齢者は敬遠する、という配慮のほうがよほど大切。実際、欧米では、結核予防のBCG接種はやめてしまった。

今一〇〇歳以上の人たちは、予防接種がない時代を生きてきた、ということを考えてみるといいね。戦前や戦後しばらくのように、環境が今より不潔だった時代は、成人のアトピー性皮膚炎はなかった。ワクチンは、自然な免疫状態をかく乱するから、アトピー性皮膚炎のほか、食物アレルギー、ぜんそく、花粉症などの原因ないし遠因になっているでしょう。子どもの免疫システムが成熟していくためには、いろいろな病原体に感染することが必要です。

はしかも、本当は自然にかかったほうが、免疫力が長続きする。天然のはしかにかかったらアトピーが治った、という報告もあります。けれども、子どもがはしかなどにかかると両親のどちらかが何日も仕事を休まなきゃならない、といった親のがわの都合で打っている面もある。

ワクチンにはいろいろ無理があるし、不純物も含まれているから、突然死する子もいれば、麻痺が残る子もいる。インフルエンザ・ワクチンは、卵の成分が含まれているから、卵アレルギーを増やしているし、高齢者では突然死も多い。そもそもインフルエンザは昔、「流行性感冒」と呼んでいた。つまり流行性の風邪でしかないのに、人びとを怖がらせてワクチンを打たせようと、医薬業界がインフルエンザに呼び方を変えたわけ。年間五〇〇〇万件のワクチン接種は全部不要です。

患者　先生が考える必要な医療は、どんなものですか。

近藤　たとえば火傷。昔は重傷の火傷は死ぬしかなかったけど、今は人工皮膚があるし、植皮もできる。それで助かる人もたくさんいる。外傷もそうですね。急性疾患の分野は命を救えることが多い。

冠動脈という、心筋へ血をはこぶ血管が細くなったり、詰まったりして生じる狭心症や心筋梗塞も、治療をすると胸痛が取れて、活動できるようになる場合がある。治療法には、血管の狭くなっているところにカテーテルを入れて広げる方法と、冠動脈バイパス手術といって、別の部位の血管を切り取って、冠動脈につないで狭くなっているところを迂回させる手術とがある。

今上天皇に行われたのは、後者のバイパス手術。胸の痛みは取れたようだから、役にたったとは言える。けれども、胸を開く手術ではなく、カテーテル治療でもよかったのではないか、という声もある。東大病院の医者たちがカテーテル治療を上手にできる自信がないから、何かあっても責任を負わなくていいように、部外者の外科医を招いたのではないか、と言うんだね。ただ天皇の手術をした天野篤《あつし》さん自身は、『週刊新潮』のコラムで、苦しい、息切れがするなどの症状がなければ心臓手術の必要はない、と言っていて、まっとうだと思いました。

彼がなぜそういう発言をしたかというと、不要なカテーテル治療やバイパス手術が横行しているからです。健康な人でもCT検査をすると、医者に言わせれば面白いように冠動脈の狭窄《きょうさく》がみつかる。だけど、血管が細くなっているのに痛みがないのは、自然のバイパスができて心筋に血液が十分とどいている証拠。それなのに医者は、「突然死する恐れがある」などと言って脅して、治療に引きずり込んでいる。

タレントの関根勤さんも、テレビの番組で心臓を調べたら、血管が細くなっているのが見つかって、症状がないけどステント手術をされたと言っていた。本人は、助かった、運が良かったと思っているようだけど、大いなる勘違い。医者に騙されたわけ。だけどマスコミで大々的に報じられたから、視聴者が勘違いして、病院に行って検査を受けることになる。芸能人ががん検診を勧めて、視聴者が検診に殺到するのと同じ構造で、医者たちがほくそ笑むばかりだね。

がんの新療法はあるのか？

三砂　今後がんに関して、画期的な治療というようなものが、出てくると思われますか。

近藤　思わないですね。新薬はいくらでも出てくるでしょうが、副作用がなくて効果があるものは、空想の産物。がん細胞は正常細胞から分かれたもので、両者の構造や機能はほとんど一緒だから、がん細胞だけやっつけるのは無理。免疫療法も、がん細胞がもともと自分の細胞であるため、それだけを狙い撃ちできない。

がんに限らず、高血圧や糖尿病などの生活習慣病のクスリも、画期的な新薬が出るはずがない。がんや生活習慣病は、老化現象の一側面なのだから、老化と闘っても勝ち目はない。不老不死を願った秦の始皇帝が、特効薬と信じて水銀を飲み、水銀中毒で命を縮めたという話があるけど、現代人はそれを笑えないね。

患者　精神病のクスリはどうですか。

近藤　僕が医学生の頃、精神科は、躁鬱《そううつ》病と精神分裂病の二つがメインだった。僕から見ても、このふたつは治らないように思えた。今は、それぞれ双極性障害と統合失調症と名前を変えて、クスリでなんとか症状を抑えて、社会生活を営めるようになってきた。それは素晴らしいことだと思います。

ただ一方で、健康なのに、精神病というレッテルを貼られるケースが激増した。不眠や不安で街のクリニックを訪ねるのが第一歩です。すると、すぐ睡眠薬や抗不安薬が処方され、依存性が生じやすく、精神的な副作用もいろいろと生じてくる。その症状を抑えるために、医者は別のクスリを追加するから、新たな副作用が生じてくる。この繰り返しで、クスリがどんどん増えていく。最初は軽い気持ちでクスリを飲んだだけなのに、最後は、双極性障害だとか、統合失調症だという診断が下り、一〇種類ものクスリを飲まされることにもなる。日本で自殺者が多いというのも、不況の影響もあるだろうけど、クスリでウツ状態になった人もたくさんいるはず。

結局、がんや生活習慣病と同じく、不眠や不安もクスリを飲まないほうがいいのだけど、人びとは必要だ、役にたつと思ってしまう。でも、なんで不眠や不安になるか。その人を取り巻く周囲との関係が、そうさせる。人間関係の軋轢は、クスリでは治せないんだよ。

他方で医者は、クスリを出すしか能がない。本当は、患者の話をじっくりと聞くカウンセリングが役にたつ。でも、それだと時間ばかり取られて、患者の数がこなせず、儲からない。クスリを処方すれば、一人につき数分ですむ。それで副作用どめにもクスリを処方することになる。

そうやって増えたクスリをやめるのは至難の業です。依存性があるから、覚醒剤をやめるのに似てくる。少しずつ、ゆっくりクスリを減らしていくと、最後には全部やめられる人もいるけど、失敗する人も多い。ある人は、抗不安薬を飲まされたのをきっかけにクスリが雪だるま式に増え、何度も少しずつ減らしてやめようとしたけどやめられなかった。それで定年退職して時間ができたのを機に、エイヤッと全部やめて、しばらく禁断症状で苦しんで、やっと正気に戻った、と話してくれた。大変な努力がいるわけです。

皆保険のジレンマ

患者　日本では保険が行き渡っていることが、逆に患者を増やすように作用している面がありますね。

近藤　そうですね。でもアメリカよりもましかもしれない。アメリカでは保険に入れない人も多いし、加入できても、病気になるとよく破産する。それでも医療信仰があるから、老夫婦が食費を切り詰めてクスリを買う、なんてことになる。ドキュメンタリー映画監督のマイケル・ムーアが『シッコ』で、アメリカではクスリ代が高いから、カナダにクスリを買いに行く人たちを撮っている。国境を越えたら、医療制度が全然違う。カナダは国営医療で、アメリカは自由主義的医療。

最近、がんの免疫療法剤のオプジーボ（一般名：ニボルマブ）が世間を騒がせたよね。肺がんの特効薬とはいえ、患者一人に年間三五〇〇万円もかかるのはおかしい、国の財政を破綻させるつもりか、となって、薬価が半分に引き下げられた。でも、それでも値段は、英国の倍以上なのね。イギリスは国営医療で、全額を国家が負担するから、どんないいクスリでも値段が高ければ使わないとして、製薬会社と交渉して薬価を下げた。

オプジーボはアメリカでも承認されているけど、アメリカは自由主義的医療だから、薬価は製薬会社が決める。だから、仮に何億円という薬価をつけても構わないのだけど、保険会社が支払えない。患者も、医療費の一割とか二割を負担する保険が多いから、やっぱり支払えない。それで薬価には歯止めがかかる。ところがオプジーボの、日本での切り下げ前の薬価は、米国のそれの二・四倍。日本は国営医療的なのに、自由主義的医療の米国より高いのはいかにもおかしい。そこには、国の財政はどうなってもいいから、製薬業界を守り育てようという、厚生労働省の思惑がある。

オプジーボは最初、皮膚がんの一種である悪性黒色腫（メラノーマ）への使用が承認された。患者数は年に数百人程度と見込まれたから、開発費の元が取れるようにと、薬価は高額になった。ところが次に、年に一万人以上もの使用が見込まれる肺がん向けに追加承認したとき、メラノーマでの薬価を維持したから、総額がふくれ上がってしまったわけ。これは薬価を決めた厚労省の役人としたら、想定内の話です。

ただし彼らは、高額薬価が問題視されて引き下げられるとしても二年後だろう、その間、製薬会社に十分儲けさせよう、これから新規に承認される類似薬も、オプジーボを手本として高値をつけられる、製薬業界がんばって、と思っていたはずなんだ。それが、抗がん剤を使う医者たちまでが、薬価が高すぎる、国家財政が破綻すると言い出して、騒ぎが大きくなったのは想定外だったろうね。

いくつか指摘しておきましょう。医者たちが騒いだ裏には、薬剤費が膨張すると自分たちの取り分が減るという危機感があったはず。第二には、日本の国民皆保険制度は、歯止めがない。製薬会社にとっては、どの国より稼げる仕組みになっている。第三に、オプジーボが本当にがんの特効薬なのか、疑問を持つべき。オプジーボは、再発した肺がん用に承認されたのだけど、最近、初回治療の肺がん患者にオプジーボを使ってみたら、従来の抗がん剤治療の成績と違いがなかった。がんの特効薬と言われたら、眉にツバをつけないとね。オプジーボは承認を取り消すべきだと思います。

三砂　日本のこの医療保険のシステムはある意味いちばん危ういかもしれないということですね。イギリスのように全部無料だと、国としては効果がはっきりしない治療は一切やらない。ヨーロッパはイギリスに近い国が多いのかもしれない。アメリカは完全にマーケットに乗っているから、医療を受けられない、切り捨てられる人もいる。お金がない人は余計な医療を受ける可能性もない。

近藤　そうです。ところでがん保険も、日本独特の制度です。アメリカでは保険に加入できるか、加入できないかが大問題で、加入さえしていれば、それ以上余計なことをしようとは思わないわけ。

三砂　アメリカでもヨーロッパでもない、日本のようなシステムだからこそ出てくる保険なわけですね。

近藤　それと日本人は、口車に乗せられやすいからでしょう。本当は、健康保険に入っていれば、支払いで困ることはまずないんだけどね。

患者　今がん保険に入り直そうとすると、先進医療の特約というのが必ずついてくるんですよ。そうするとたぶんひと月で二〇〇〇円ぐらいお金が違う。

近藤　先進医療にかかるチャンスなんて、ほぼないから、保険会社はぼろ儲けだと思うよ。

三砂　製薬会社と、保険会社がともにお金儲けをしてるということですね。

近藤　そうです。先進医療の目玉になってきたのが粒子線治療で、からだの深いところに線量のピークが来る画期的な治療法だけど、自費で三〇〇万円かかる、だから先進特約のついた保険に入りましょう、と宣伝された。でも、画期的だというのがウソで、僕は二〇年前から批判していた。そうしたら放射線治療の関係学会も二〇一五年に、データ的根拠が薄弱だ、先進医療から降ろそうかと言いはじめた。なかにし礼さんは食道がんで粒子線治療を受け、だいぶ宣伝に使われたけど、残念ながら再発しました。

三砂　お金がある人は最先端の治療が受けられるんだとか、お金がある人は有名なお医者さんのところに行けるんだとか、思いがちですが。

近藤　うん。実際にも、お金持ちや有名人には、医者は愛想よくするでしょう。ただ治療内容は、庶民へのそれと同じ。手術や抗がん剤で苦しみ、早く亡くなることに変わりはない。渡辺淳一さんや北の湖親方など、抗がん剤で治療死する人が多いのはその証拠。そういう面では、医者たちは結構公平です。

患者　当事者になるとつい、高額の治療を受けたら、治ったり、長生きできるんじゃないかとか思ってしまう。

近藤　それは素直な考え方ですね。ただ世の中には、ミラクルな治療法はないから、そういうふうに考えていると、お金儲けの対象になって、からだは傷つき寿命は短くなってしまうのね。それが現代社会のやっかいなところなんだ。

三砂　不安に駆り立てられないで暮らしていって、本当にひとつひとつ削ぎ落としていきたいという気持ちがありますけど、やっぱり病気になると、むずかしい。

近藤　それはわかります。ただ事実だから言うんだけど、たとえばインフルエンザにかかったときに病院へ駆け込む人は、もう自立できる見込みがないんだよ（苦笑）。

三砂　風邪とかインフルエンザのときにトレーニングをするということですね。

近藤　そう。トレーニングという考え方はいいですね。

三砂　がんになったときにオタオタしないために、風邪引いたぐらいでクスリを飲まないようにしましょう、インフルエンザのワクチンを打つのは考えものです、そういうことですね。

患者　ワクチンは会社から接種するようすすめられますからね。健康診断も受けないといけない。会社員だと、そういう管理下に置かれてしまうんです。

近藤　状況はよくわかります。ただ、職場が健診を強制するのも、ワクチンを打てと言うのも、じつは日本だけなんだ。欧米で行われないのは、ひとつには有害無益と証明されているから。もうひとつは、人権侵害行為だから。健康診断で重要な個人情報を会社に把握されてしまうのは、権利・自由の侵害です。法律をつくって職場健診を義務づけた厚生労働省は、憲法違反行為を率先垂範しているということ。日本に生まれた不幸を思います。

この前セカンドオピニオン外来に、職場健診で肺がんが見つかって、社長に辞めろと言われて、すぐ会社を辞めた方が来られた。手術を受けて、抗がん剤を飲みだして、それで悩んでいる。けれども実際のところ、健診で見つかった肺がんは、治療する必要はないし、治療を受けると寿命が縮みます。

その人には、「抗がん剤は無意味で有害だから、やめたほうがいい」と話したら、「いや、やめられない」と。会社を辞めたので、しばらくは傷病手当金がもらえるけど、そのためには医者に毎月、書類に記入してもらわないといけない。するとクスリも処方されてしまい、飲まなければならなくなると嘆いていた。健診は人生を破壊しますね。

健康診断でがんとわかると、大企業では窓際族になるかもしれないけど、辞めさせられることはない。でも中小企業だと、その人のように辞めざるを得ないことが少なくない。そういう人たちは健康だし、がんも治療する必要がないんだけど。健康診断は、人びとを不幸にする装置だし、それに群がる業者がたくさんいる。たとえば胃のレントゲン検査は被曝量が多く、胃袋は放射線で発がんしやすい五つの臓器のひとつだから、胃がんになる人が毎年大勢いる。それでも続けているのは、検査業界の保護と、放射線技師の失業を防ぐため。

医者の役割

患者　そういう医療産業から保険まで、日本は国をあげてシステムをつくっているわけだけど、それを十分承知して、なおかつ医療とどのように関わったらいいのでしょう。

近藤　まず、自分のからだを信じることですね。健康なのに検査を受けるのは、自分自身やからだを信じていないということ。だから復讐されるんですよ。

からだは超絶的に精妙な仕組みになっていて、環境の変化に応じて、からだの状態が最適になるよう、つねに微調整を続けています。各人の血圧や血糖値、あるいは咳をし、熱をだすのも、その状況でからだの各部分や全体が最適化されるように調整された結果です。これに対し、血圧や血糖の異常を判定するための基準値は、自分とはなんらかかわりのない他人の値を寄せあつめて決めたもの。自分の最適な状態での値を、他人の値と比べて、高いの、低いの、と判定すること自体ナンセンスなのです。咳や熱も合目的的にからだが作り出しているものだから、それらを抑えようとすると、からだはかえって不調になります。

つまり健康なときの検査は、すべて本質的に不要です。それなのに医療が介入すると、からだは最適な状態から離れていき、不調になるよりほかないわけです。

三砂　症状が出て、自分が我慢できなくなったらどこかに行ってみるのもありということですか。

近藤　そういうこと。本当に調子が悪くなった場合は、からだが助けを欲していることが多く、医療にも役立つことがいろいろあります。我慢ができない、ということがポイント。からだの不調とか症状と言っても、程度があるからです。わずかな出血や腰痛などで受診すると、すぐに医療の虜になってしまう。男性だと、年をとれば頻尿になり、尿の出が悪くなるのが当然のことだけど、それを気にして医者に行くと、放っておいたほうがいい前立腺がんをみつけられて、手術だ、ホルモン剤だと、大変なことになる。症状がある程度重くて、生活の質ががくんと落ちたのでなければ、検査や病院に近づかないことですね。

三砂　基本的には我慢できるのなら、我慢して今の生活を続けましょう、と。

近藤　そうです。病人をどう呼ぶかを考えてみるといい。日本では「患者」だから、患う人で、ドイツ語の「クランケ」つまり「病気の人」と同じ。しかし英語だと「ペイシェント」で、「我慢する人」。そうしないと長生きできないよ、という意味かな。なかなか含蓄がありますね（笑）。

三砂　我慢できるところは我慢する、我慢できなくなったらそのときに、よりよい方法を主治医と考える。でもそれは、あくまで対症療法である、ということですね。がんを根治するように頑張って抗がん剤を使う、とかではなくて。

近藤　その通り。痛い、苦しいなどの重い症状があって、日常生活の質が落ちている場合には、調節機能が破綻の淵にあって、からだが悲鳴をあげているということでしょう。それは本当の病気で、適切に対処すれば、からだはラクになるし、より長く生きられる。でも、「治す」とか「治そう」と思ってはいけない。二〇歳を超えて自然に経験する症状や病気のほとんどは老化現象。老化を治すのは無理だから、症状を治すのではなく、「和らげる」と考える。肺炎などの感染症の場合には、外敵が原因だから、治る、治らない、と表現してもいいけどね。

がんでは、根治という言葉をよく使うけど、肺がんや乳がんなどの固形がんでは、治ったというのは、放っておいても死なない人だから、治ったと表現するのはおこがましいですね。

三砂　そうなると医者の役割とは、苦しんでいる人をできることで助ける。さらに言うと医療の技術でもって助けられないものもあるのではないか、ということですか。

近藤　そうですね。人が苦しんでいる場合には、それを助ける行為は、害がないか少なければ、意味があるでしょう。副作用や害が強いものだと、効果との比較考量が必要だけど、苦しんでいる人を助けるのが医療の基本であることは間違いない。

人をラクにするための医療は、太古からあった。未開人でも、偶然か試行錯誤によって薬草を見つけ出していただろうし、耕作が始まって生活に余裕がでると、人びとを癒すための職業的な呪術師も生まれてきた。現代の医者がうどん粉をクスリであるかのように装えば、三〜四割の人の症状が軽くなるであろうことをみても、呪術師がおまじないをするだけで、苦痛は和らいだはず。やがて呪術師が、一方では宗教家に、他方では医者に分かれていったのでしょう。

ただ昔は、医療といっても内容が無茶苦茶。典型は〝瀉血《しゃけつ》〟で、静脈を切って、どくどくと血を出す。中世の修道院で始まったようだけど、キリスト教徒にとっては、神に近づく行為でもあった。貧血になると気が遠くなり、そのとき神様に会えると信じられていたようです。

三砂　ちょっと、気持ちいいんですね。

近藤　恍惚感があるらしい。で、瀉血は治療行為としてヨーロッパや米国で大流行し、発熱にも下痢にも使われて、「なんでも瀉血」となった。外傷で出血している人に瀉血を行うことも普通に行われていたらしい。初代米国大統領のジョージ・ワシントンも瀉血の信者で、肺炎になったときに自身が命じて何度も瀉血を実行し、数時間でからだの全血液の半分だかそれ以上を抜いて、その日のうちに亡くなった。それじゃあ、元気な人でも死ぬよね。

ただ現代でも、がんの治療としての手術や抗がん剤は、瀉血に似ているのではないか。がんや人体の仕組みを無視・軽視しているから、そういう無茶な治療が続けられている。本来の医者の役割ってなんだろうね。

三砂　医者というのは慰める人なのではないですか？　慰める人としての医療職というのは、人類の歴史の中で、ずっと変わっていない部分はあると思うんです。

近藤　うん、それはそうですね。医療界での有名な言葉に、医者は「ときに治し、しばしば和らげ、つねに慰める」というのがある。いまでも慰めることが基本だろうね。

何が安心を生むのか？

三砂　私は世界中でキューバ出身の医者に出会いました。ラテンアメリカやアフリカでたくさん働いています。腕はいいし、気さくだし、権威的なところがまったくなく、どんどん地域の人たちの中に入っていく。ほんとうにいい人たちで、すばらしいドクターで、こういう人たちは、いったいどんなふうに教育されてるのかなと常々思っていました。フィデル・カストロは国民一人に医者一人を作ろうとした、といわれているくらい、キューバはたくさんの医者を輩出していて、すべての医師がまず、疾病ではなく、家族を見る「家庭医」として訓練されるのです。地域に密着し、家族を支える。そして、彼らは、エリートとして教育されていない。キューバでは給料も安いし。

近藤　マイケル・ムーアは『シッコ』で、キューバの医療は米国のそれより優れていると褒めていましたね。

三砂　だいたい、経済の指標がすごくよい国が、健康の指標もよい。先進国の方が死亡率が低い、とか、そういうことです。しかし、キューバは、経済指標は悪くても、健康指標は先進国並みです。「家庭医療」を中心としたプライマリー・ヘルスケアの成功、と言われています。八〇年代ぐらいから、それは有名でした。でも、九〇年代にソ連が崩壊したとき、ソ連からの援助がなくなるから、キューバのすばらしい医療体制もキューバ全体もダメになるだろうと専門家たちは言っていたのです。ところが予想に反して、キューバは伝統医療を取り入れたり、古い機械を修理しながら使ったり、クスリも自前で作れるものは作るようにして、ソ連からの援助がなくなった時期を生きのびた。食べる物に関しても都市に有機農業を取り入れて、自前で作るようにした。結果として、今はエコでロハスなキューバになっています。

近藤　クスリも、先進国みたいに千、万の種類は要らない。二、三〇〇あれば十分だからね。

三砂　九〇年代から自国生産しているそうです。いらないものは作らない。医者はずっと同じところに「家庭医」として住んでいて、そこの住民を二〇年ぐらい知っている。友だちみたいな関係になる。
近藤　かなり理想的な医療体制ですね。フィールドワークに行ってるの？
三砂　家庭医療を調べに行きました。前回は、家庭医療を専門にする方々と。今回は総合診療に興味がある方、訪問診療関係者とジャーナリストの方々と行きました。
近藤　日本の総合診療医とはまたちょっと違うでしょう。
三砂　全然違いますよね。友人であるハバナ医大の家庭医療のドクターと私とで、二人で家庭医療というものがどういうものか説明を試みましたが、わかってもらえたかなあ。私にはキューバの医療はある意味、人類史のある期間に現れたひとつの理想型みたいに見えますね。
近藤　日本には本格的な家庭医制度はないですね。
三砂　福島県立医大にはじめてできた家庭医療の講座など、いくつか養成しているところはあると思いますが。

近藤　今養成しようとしている総合診療医は、欧米での家庭医とは似て非なるものでしょう。総合診療医はいろいろな疾患を診ることができる。そこまではいいのだけど、これまで養成していたのが「入院の専門家」だとすると、今度は「外来の専門家」を作ろうというニュアンスですね。

三砂　そうですね。いろいろな病気を診る臨床医、なんですね。今回キューバの家庭医療アソシエーションの人たちが話してくれたんですけど、「私たちの専門は病気ではありません。私たちの専門は家族なんです。家庭医の専門は家族です。だから私たちはみんな家族関係がわかってるし、その人たちがどんなふうによく生きていけるかということについて、相談にのっているのが私たちなんです」と言う。それは総合診療とは発想が違います。彼らにも総合診療内科みたいな言葉もあるんですよ。でも私たちは総合診療とは違う。総合診療は病気を診ているから、と言う。総合診療内科という方向にはいかなかった。家族を診ていて、病気を診てるんじゃないということをキューバの方々は言う。そういう家庭医療の体系というものは、キューバのほかに、カナダやイギリスなどにもあるようです。

近藤　家族を診ると言ったときに、お産もやるし、子どもも診るし、ちょっとした外科的なこともするとか、そういうスキルも必要なんだけど、基本は人を診る、ということですね。

三砂　人間の安寧《あんねい》というのは、疾病をひとつひとつ治すとか、そういうことじゃないという視点を医者が持っている、ということなんですよね。で、結果としてお産もするし、何でもやるかもしれないけど。彼らをバックアップしているポリクリニコという中規模の病院があって、そこには専門医がいる。いざというときは、そこにつなげる。だから発想自体が総合診療医とは違うんだと思います。なぜこのようなことができるのかというと、医療がマーケットに乗ってないから。家庭医として、給料をもらえる医者がいるというわけです。お給料は安いですけどね。

日本のこの保険医療のシステムではそれはなかなか実現しにくいでしょう。でも、そういう医者がいるんだということは、日本では知られてもいない。なんでも診られる医者だったら、何も専門がないからだめな医者なんじゃないかって、患者のほうも思いがちです。

私はキューバ革命の年とほぼ同じ年です。だから家庭医の制度は私と同じくらいの年なんです。今の政治体制になってから、この医療システムが出来上がった。それまでは金持ちしか医者には行けないような社会だったけど、たった半世紀くらいの間に、キューバの家庭医のシステムはできあがったことになる。たったそれだけの時間で、このようなシステムを誰かが作ろうと思えば作れるということなんだと思うんです。変えようと思えば変わる。日本にはお金もあって、リソースもあるから、いくらでもシステムを変えることはできると思うのですが、できない。日本の医療は患者に安寧はあたえてはいないのです。

患者　患者さんの魂をお医者さんは救えるか？　私はそのことを近藤先生にお聞きしたかった。ある種の安心感って医者からしか得られないところがある。

近藤　それは、どういう「病気」や「患者」を想定するかにもよると思う。たとえば、放っておいたら死ぬしかない小児がんを、手術や抗がん剤で治した場合、医師は患児や両親の魂まで救ったと言えるでしょう。だけど俳優の渡辺謙さんのように、検診で見つかった胃がんを内視鏡で切除したケースはどうか。そういう場合、がんを発見し治療してくれた医者たちを命の恩人と感謝する人が多いだろうけど、内視鏡で取れるような胃がんは、放置しても人は死なない。だから魂が救われたと思っても、勘違いもあるわけだ。

そして日本では、そういう患者がわの期待ないし信仰のようなものを利用している医者が多くて、全然噛み合ってない。

患者 死ぬんだとしたら、最終的には安心して送り出してくれる、それだけでかまわない。

近藤 それはそうでしょう。ただ日本の医療システムでは、その実現はむずかしい。医療行為を積み重ねることでしか収益が得られないようになっている。在宅緩和ケアでも、検査や治療をするほど収入が上がるから、末期の患者を水ぶくれにするだけの点滴が行われやすい。

乳がん治療後の定期検査は、再発を減らせないし、寿命ものばせないから、僕は慶應病院では、定期検査をしなかった。半年か一年後の次回の診察まで安心して暮らせるようにと、乳房の視診触診をして話をするのが診察の内容だった。それは最も合理的な医療だと思うけど、病院の収入は七〇〇円。大学病院だから可能だったけど、すべての医者がそういう診療をしたら、現在のシステムでは病院がつぶれてしまう。

三砂　たとえばお産ですが、ほんとに女性が望めば、日本には医者なしで自然なお産をしてくれる助産婦の制度がまだ残っていて、その助産婦は一か月三件お産をやったら食べていける。ひとり助産婦がずっと見てくれるシステムです。女性のがわがどう望むかということでやっていけます。

近藤　それは素晴らしいね。

三砂　出産はそうだけれども、人生の終わり、死ぬところに関しては、たとえば三人ぐらい看取っといたら食べていけるかというと、むずかしいですよね。だからそういうことができるシステムを作ればいいのかもしれないですね。

あと医学は科学ですから、進歩とか新しい研究とか、そういうことを医者たちはやりたいという欲は捨てられないですね。患者が何か苦しんでいるときに、それに対処できる新しい方法とか、あるいは患者との関わりとか、医学研究のフロンティアをそっちの方向に進めていくのはむずかしいでしょうか。

近藤　科学技術を突き詰めて、それを利用した医療行為が最高、という勘違いがあるし、それによって他と差別化して、高い地位や収入を得たいという思惑がある。すると劣位におかれてはならじと、他も先端技術の方向へ行く。ありきたりの疾患を、ありきたりの技術で診ることが大切なのだけど、その方向に進む医師は少数でしょう。

三砂　キューバに行ってみると、あれが特殊な政治体制、特殊な時代にできたものとはいえ、やっぱり人間はこれで生きていけるんだというのがわかるんですね。平均寿命は日本とキューバは、そんなに変わらないですよ。みんな貧しいけど、いちばん必要な食料はただみたいに安いし、住むところもあるし。具合が悪くなったら、医者はすぐそばにいる。安心感があるから、お金もそれほど必要じゃない。老いていくこと、病で死ぬことへの不安は少なくなるでしょう。

　キューバの医者もいろんな研究はしているんだけど、それは今苦しんでる患者をどうするかということに向いている。たとえば糖尿病で壊死《えし》した足をちょっとでもよくするようなクスリを開発したりしている。

近藤　まずしくても糖尿病患者がいるんだ。

三砂　いますね。米や小麦ばかり食べますから、糖質過多の食事なんだと思います。

近藤　医学生時代は、僕も医療の進歩はすばらしいと思っていたけど、本当に進歩したのかな。日本人が長生きするようになったのも、「エビデンス」について話したときも言いましたが、戦後、衛生環境と国民の栄養状態が良くなったことが大きい。衣食住が足りれば、人は長生きできるわけ。最近の医療は、健康な人に病名をつけて手術をし、クスリを飲ませて、本当の病人にしてしまい、寝たきりやボケを量産しているから、むしろ退歩しているとさえ思えます。

医療が進歩していると思わせることで、医者や製薬会社、あるいは厚労省の役人たちのように、利益を得てる人たちがいる。だけどそういう人たちも、最後は医療に牙をむかれてしまう。僕の外来には、検診でがんが見つかって、抗がん剤を打たれそうになって相談に来る製薬会社の社員が何人もいます。

三砂　キューバのことにもう一度戻ります。彼らは医療を受けようと思ったら、いつでも受けられる。家庭医の制度、その上に病院があって繋げてもらえる。そういうふうになっているので、みんな医療に対する飢餓感というか、十分なことをしてもらえていないんじゃないか、というような不安はないように思う。お金がなくなったら誰も診てくれないんじゃないだろうか、老後も安心して医療を受けられるのだろうかとか、そういう心配もない。みんな安心して暮らしているので、結果として医者に行ってない。その安心感というものが、医療信仰の実は根本ではないですか。

近藤　そうですね。本当は安心感だけ与えて、医者は何もしないのがいちばんなんだけどね。そうすれば医療ミスも生じない。日本にはいい統計がないけど、米国では医療ミスが全国死因順位の三位になっているとの研究がある。ただ日本や米国は、医療システムが自由主義的かつ資本主義的だから、治療をしないでおくという発想がでてこない。先進国でも、英国のような国営医療だと全然違う。この前、アイルランドから里帰りした人が教えてくれたけど、お母さんが乳がんだったから乳がん検診を受けたいと家庭医に言ったら、「根拠は？」って聞かれて、してくれなかったって。

三砂　日本はいろんな医療システムもあるし、いざというときに痛かったり苦しかったりするのを治してもらうこともできる。患者自身が煽られさえしなければ、検診にも行かないし、ほんとに具合が悪くなったら誰か助けてくれるんだし、と思って穏やかに暮らしていれば、それでよいというのがひとつの現状の解決策になりますね。

近藤　それはそうです。もしも全員が検診に行かなくなったら、日本の医療体制は崩壊してしまうけど、大部分は行き続けるからそうはならないでしょう。問題点に気づいた人だけが、普段は医療から離れて暮らしていけばいい。本当は、全員に気づいてほしいんだけどね。

三砂　そのことをずっとおっしゃってるわけですよね。そういうふうに見ると、日本のシステムも悪くないように見えてきますよね。いざというときには誰か助けてくれるし、痛いと言ったら何かあるわけだし。

近藤　そうですね。

終末期医療について

患者　最後に終末期医療について、伺いたいと思います。

近藤　終末期は、がんと、老化の二つに分けて考えないといけないね。がんの場合は治療をやり続けると、ギリギリのところで緩和ケア病棟に送り込まれるので、心の準備ができないままに亡くなっていく。在宅医療につなげる間もなく亡くなっていく人が多い。どんな治療を受けるか、あるいは治療を受けないで緩和ケアに徹するかで、本人や家族の満足感は大きく違ってきます。ただここでは、老人についての話をしましょう。

終末期医療の話がむずかしいのは、若い人でも生命維持装置に頼っている人もいて、とてもセンシティブな面がある。介護が必要な老人の場合に絞りましょう。
介護の仕方を、欧米のそれと比べるとわかりやすい。欧米には、年をとって自分で口から食べられなくなったら、それでお仕舞い、という国民的なコンセンサスがある。日本からスウェーデンに老人ケアの研修に行った介護職の人が、スプーンで口をこじ開けて食べさせようとしたら、指導者に「虐待だ」と怒られたと言うのね。向こうで虐待とされることが、日本の介護職にとっては必須の仕事になっている。食事をとらせないと、逆に虐待と言われてしまう。

僕が介護職ナースの集まりで講演したとき、「自分が要介護になったら、あなたが今やっているような食事介護をしてもらいたい人、手を挙げてください」と聞いたら、一〇〇人以上いたナースの誰も手を挙げなかった。ところが社会的には、どんな状態でも生かしておくべきだ、という風潮ないし縛りがあって、それに反する介護ができないでいる。こういう延命至上主義はいつからなのか。

石飛《いしとび》幸三さんは『「平穏死」のすすめ』（二〇一三年、講談社文庫）に、まだ三宅島には「食べられなくなったら終わり」という文化が残っていると書いている。昔は、日本全体がそうだった。ほとんどの人は家で亡くなり、無理やり食べさせるということがなかった。医者の往診はあったけど、点滴なんかしないしね。僕の祖父が一九五〇年代に東京で亡くなったときも、そんな調子でした。

僕が結婚したあと、岡山で開業医をしている義父が往診するのに同行したことがある。すると、囲炉裏の横に敷いたふとんに病人のおばあちゃんが寝かされている。そのそばで家族が作業したり、ご飯を食べたりしながら、病人にも食事をあげている。病院に連れて行く気は全然ないわけだ。

三砂 うちの祖母もそうやって山口県で死んだようです。なんとなく家で。

患者 うちの祖母も八〇年代に家で死にました。緑内障になって目が見えなくなって、一週間寝込んで、眠るように死にました。近所のお医者さんが往診に来てくれて、両親には入院という発想がなかった。

近藤 食事を口には運ぶし、口を水でしめらせたりはする。だけど無理やりではないし、途中から形式だけになってくる。あんまり食べんから、やめとくか、となって、だんだん痩せて、枯れるように死んで行く。診断名は、老衰死。それがよくあるパターンだった。

よく考えてみると、何が何でも延命させようという考え方や行為を、国民が承認したことは一度もないんだよ。病院で医者たちが、なし崩し的に作り上げてきた悪習なのね。入院してきた人に点滴や人工呼吸器や食事介助をして、一分一秒でも長生きさせようという医者たちの行為が、病院外にも広がっていったのでしょう。しかし医者たちは、善意ではあったかもしれないけど、思慮に欠けていた。

患者 食べられなくなった人に食物をあげるのが虐待だという考え方が、社会の中で醸成されるといいですね。

近藤 本当にそうです。延命至上主義の人は、介護施設をいちど見に行くといい。ボケて寝たきりになり、周囲との意思疎通は何もできず、うつろな目で口をぽかんと開けて身じろぎもしない。それなのに強制的な栄養補給で、何年も生かされている。人間の尊厳はどこにあるのか、と思って涙が出ます。

三砂 社会に影響力のある人たち、政治家も医者も自分もそんなこととされて死にたくない、もっと穏やかに死にたいと思ってるから、胃瘻《いろう》もしないで死ぬというのは、わりと早く広まるんじゃないかと思うんですよね。

近藤　そう願いたいですね。ただ、施設のほうからは、今までのやり方を自発的に変えられない可能性がある。それと、もうひとつの問題は年金ですね。今の高齢者の年金は高額だから、家族が死なせたくない。

三砂　生きていてくれさえすればお金になるという（笑）。恩給もらっているおばあちゃんが死んだりしたら家族の収入ががっくり減ったというのはよくある話ですからね。

近藤　老人介護の場はますます混迷を極めていくでしょう。なるべく在宅でやってもらうと、国が政策変更したでしょう。もう施設は作らないというわけだからね。

三砂　無理やり食べさせるのは虐待で、食べられなくなって、飲めなくなったらもうそこでいいんだという考えが広まるとすれば、今施設に入っている人の寿命は今より短くなるかもしれない。夫の母がずっと特養にいたのですが、最後の一〇年間は寝たきりで、でも、口を開けるから食事をあげる。それで一〇年生きてました。夫はご飯食べさせるのが楽しみで行ったりするわけです。でも、彼女のようなパターンはもう自分では食べられなくなってるわけですから、本来ならそこまで生きられなかったということでしょう。

患者 そうなんでしょうね。

三砂 それをみんながシェアして、もう食べられなくなったらこの人の寿命は終わりですよというのを納得さえできれば、今特養に入っている寝たきりの人は減るのかもしれない。

近藤 そのかわり、もっと元気で介護が必要な人たちが入所できるようになるでしょう。

でも反対する人たちもいるはず。植物状態の、特養に入っている九〇歳超の母親のところに、一〇年以上も毎日通って口から食事をあげている還暦を過ぎた娘さんがいたけど、そういう人たちは概念変更に抵抗しそうですね。だけど肉親を見送った人はたいてい、チューブや呼吸器をつけたことを後悔すると言います。

植物状態の人を、心臓が動いているというだけで生かしておくのは、その人らしさを傷つける行為だ、と言っていくべきでしょう。ただ、障害者の問題は別だからね。

三砂　生まれつき障害のある人は、生きる価値がないのか、と言うとそれはまったく違いますからね。

近藤　そうです。からだが動かなくても、意識があって考えることができ、周囲とコミュニケートできる人たちは全力で支えていかなければ。だけど年をとって、息をしているだけの人たちを無理やり生かし続けるのは、人格の尊厳を損ねる虐待行為です。

三砂　尊厳を持って生きていた人がまったくそういうことができなくなった場合、それについては、延命治療はしないということですね。

近藤　その通りです。ところで日本人は、平均寿命が長いけど、寝たきりやボケで介護を受けている要介護期間も、平均で一〇年以上あって、世界一長い。そうなる原因は強制的な栄養補給もあるけど、そもそもボケたり、寝たきりになる人の数が多い。日本人はクスリをたくさん飲まされているから、その影響がありそうです。そこを改善できたら、ピンピンコロリと死ぬ人が増えるかもしれないね。

三砂　健康寿命を全うしようと思うと、不必要な「医療になるべく近づかない」ということですよね。

患者　がんの問題と終末期医療の問題も構造的には近い。がん患者がどこまでも病院に頼ろうと思う、そういう気分の持ち方と、物が食べられなくなっても、ベッドにつながれてもなんとか生かそうというのは、同じ心象ですね。

それと、誰もが平均寿命まで生きるのが当然の権利というような風潮がある。死ぬことや自分の病気について受け入れることができない。

近藤　それはあるね。八〇歳になっても「わしゃあ、あと一〇年は生きたいんじゃ」と言う人はいくらでもいる。しかし一方で、若くても自分の運命を受け入れる人もいる。

患者　でも病気が治らない、自分の力では運命が変えられない、その現実を受け入れるのはほんとうに辛いです。なかなか達観ができないんですよ。そのときの相談者として、お医者さんには近くにいてほしいという感じはありました。

近藤　うん、そうだろうね。だけど今の日本では、黙って見守ってくれる医者はほぼいない。たいがい治療を受けさせられてしまう。そういう社会に生きてるのだから、そこは意識し覚悟していくしかないね。

どんな治療を受けるのか、あるいはどんなふうに最期のときを送りたいのか、本人がきっぱりしてれば、まわりが反対してもなんとかなる。ただ、本当に最期が近づいて、気力体力が弱ったときがむずかしい。

僕の患者さんに、親元から離れて東京で生活していて、乳がんが再発した人がいた。面倒を見てくれる友人がいて、医師の往診を受けていたんだけど、弱ってきたら、父親が出てきて、本人は嫌がるのに病院に入れてしまった。自宅を出るとき、「おしまい、おしまい」と言っていたと。そして入院したら、一日で亡くなった。心が折れてしまったんだろうな。

家族が一人でも大勢でも、患者が弱ってきたときには、家族に主導権が移るから、家族が、じゃ、病院入れようと思ったら、そうなってしまう。

三砂　いや、ほんとにそうです。私は自宅で夫を送りましたが、文字通り、人の命、ウェルビーイングというか、一日一日の過ごし方は自分の手の内にあるという感覚がひしひしとしてくるんですよ。でも多くの人は、そういうのを抱えるのがいやなことだ、と思っているのかもしれない。ずっと看るとか、何が起こっても自宅で対処するとか、それってけっこう重たいことなので。これは病院に預けたいという気持ちになっちゃうのかもしれない。

患者　女の人たちにどこで死にたいのか、聞いてみたことがあります。在宅医療の本を作りたいなと思って、ちょっと調べたことがあったんです。でも話を聞いた女の人たちは病院がいいって言うんです。食事も出てくるし何もしなくてもいいと言う。私は自分が慣れ親しんだ家にいたいなと思ったんだけど。

三砂　私のことをどうせ看れないでしょう、そういう感じがあるんじゃないかな。私も夫には介護されたいとは思わなかった。お母さんを介護していたんだけど、私なら、されたくない……と。

近藤　結局、まわりとの関係性が、どういう最期になるかを決めるね。抗がん剤にしても、家族が、もっと続けてと言うケースもあれば、もうおうちに帰りましょうと勧めるケースもある。家族との関係性をふくめ、人は生きてきたようにしか死んでいけないのでしょうね。

医学を「手段」にしない観察者

三砂ちづる

長く生きてくると、世の中は割と単純なものだ、と思えるようになってくる。世の中の人、とりわけ、インテリ、とか知的階級とか言われる、立派な大学を出ていたり、大学院まで勉強をしていたり、医者だったり弁護士だったり、とかいう「えらい」人を見ていると、つくづく二種類しかいないと思う。自分の仕事を「やりたいからやっている」人と、自分の仕事を「手段」にしている人とどちらかである。そして残念ながら、自分の仕事を「手段」にしている人は、思いのほか、多い。有名になるために、自分の職を失わないために、なるべく良いポストに就くために、あるいはただ、お金を稼ぐためだけに、「仕事」を「手段」にする。もともとその人が仕事を始めたときに持っていたであろう理想とか、成長したいという希望とか、質の高い仕事をしたいという欲望などは、仕事が「手段」になってくると、まるで最初からそんなものは存在しなかったかのように捨てられてしまうのである。

近藤さんにとって医者としての仕事は、自分が何かになるための「手段」ではない。近藤さんは、目の前の事実をただ、観察する、冷徹な観察者である。そこから疑問を立ち上げる。何が起こっているのか見極めたい。なぜこんなことになっているのかを知りたい。それは「何かになる」ためにするのではない。それは近藤さんが「知りたい」から、していることだ。自らの内なる声が近藤さんを突き動かすから、やっていることだ。聡明な慶大生、近藤誠は、すでに学生時代、医者によって治療法が違うことに気づき、治療法は医者の好き勝手に決めているだけで理由はない、野心や出世欲が理由なんだ、と気づく。「医療」を「手段」としている「プロ」の有りように、すでに学生時代に気づいているのである。

学生運動が荒れ狂った時代の学生であるが、学生運動には荷担しなかった。最後の年はストライキの混乱のまま卒業したからわからないけれど、それまで慶大医学部主席の学生であったという。六年間でストライキは三回あったのだが、医学生近藤誠はストライキ反対派に与した。なぜなら、学生は勉強しなきゃいけないのに、ストライキとはなにごとか、学生の身分で学内で改革を叫んでも潰されるに決まっているから無駄だ、改革するなら卒業してからやりましょう、と言っていたのだという。当時そんな学生が周囲からどう思われていたかは想像に余りある。近藤誠にとって学ぶこともまた、手段ではない。学生であることも手段ではない。学生運動が手段であるはずもない。学生時代はやるべきことをやり、勉強して医者になってから、改革を口にしているのだ。

そしてその後も、ものすごく勉強し続ける。患者を前にし、また、本を書くために、今の時点で間違いがないように、大変な勉強を続けておられるのだ。さらに本文にも出てくるが、近藤さんは弁護士になる一歩手前まで勉強しているのだ。普通、医者が、弁護士になる勉強なんかするだろうか。冒頭に出てくるが、弁護士になる勉強をしようと思ったきっかけがふるっている。もともと医学だけじゃつまらない、人文系の勉強をしたくて、論理を磨きたかった。内外の医者と衝突することが増えて、慶應から違う病院に移されそうだったけど、市中病院も開業医もあまり面白くなさそう。じゃあ、法律を勉強して弁護士になろう、とする。そのプロセスで、「論理として筋が通っていれば何を言っても良い」法学の世界や、人を説得するには説得できるような書き方がある、ということを学んでいった、というのである。そういう目で見ると、現実の医療界では、あらためて論理に飛躍が多いことに気づくのである。論理矛盾も多い。そして、前提となる事実の観察も間違っている。間違った観察行為の上に、論理の飛躍も甘い。そんな今のがん治療をさらに疑うことになるのだ。

飽くなき知識欲と、より全き人間になりたいという、根源的な欲望。近藤誠をドライブしているのは、そのような欲望だ。人間としての真実に近づきたい、という欲望。ゲーテのファウストが理想なのだという。医学界は束になってかかっても、このような、全き人間を目指している人に対抗できない。多くの医者たちにとって「患者」や「がん」は自分の地位を守り、自分の待遇をあげ、自分の医者としての名声を上げるための「手段」である。いや、そうじゃない、という人に、百歩譲っても良いが、自らの真実にのみ誠実でありたいとする近藤さんにどれほど近づけるだろう。

観察する人、論理を詰めていく人、そして、その上で全き人間を目指す人。

こんな人に、太刀打ちしようというのは難しい。近藤誠批判はこれからも止むことなくなされるだろうが、せめて近藤さんの論理の組み立て方を学んで欲しい。

こんな方に、「がんや生活習慣病の分野では、医療は健康人に病名をつけて病人につきおとす」と言われると、いや、本当にそうだよなあ、と思う。医療とよく関わるためには、自分のからだを信じること。健康なのに検査など受けることは自分のからだを信じていないということ。だから復讐されてしまう。その通りなのだ。

近藤さん、死ぬまで真実に生きてください。生きているうちにわかってもらえることもわかってもらえないこともある。しかし真実に生きようとした仕事は、後世が証明する。歴史とはその記録である。誰も近藤誠を止めることはできないのである。


近藤さんとこのような話ができたきっかけは、冒頭と近藤さんのあとがきに出てくるように、亡き夫、川辺金蔵のおかげであり、彼が心からの親しみと敬意を込めて「近藤さん」と死ぬまで呼んでいたから、私もあえて「近藤先生」ではなく「近藤さん」と呼ばせていただいた。近藤さんとこのような調子で、示唆に富み刺激的で、文字通り自らがさらに鼓舞されるような時間を持てたことを、ただ、亡き夫に感謝する。

あとがき

近藤誠

これは、幾人もの方々との出会いがあって生まれた本です。そしてこの間、悲しい別れもありました。そのうちのお二人ががんで逝去されたのです。故人とその事跡を思い出すことが最高の供養になるはずなので、すこし事情をお話し、あとがきに替えたいと思います。

発端は、のちに三砂ちづるさんの伴侶となられた川辺金蔵さんとの出会いです。彼のお人柄をしめすエピソードがあります。

僕は『患者よ、がんと闘うな』を出版した翌年、国立がんセンター（当時）の名誉院長・市川平三郎さんと対談しました（『「がんと闘うな」論争集』）。以下はその冒頭部分で、「本紙」というのが司会役の川辺さんです。

近藤　ごぶさたをしております。

市川　名刺は交わさなくていいよね。

近藤　そうですね。

本紙　初対面ではないんですか。

近藤　二回か三回お目にかかっていますね。

本紙　今日は、市川さんにご出席いただいて、二年越しの恋がようやく実ったという感じです（笑）。

市川　近藤さんの本（『患者よ、がんと闘うな』：近藤注）には、言葉の遊びかもしれませんけど「敵前逃亡」なんて書かれて、不本意でしたが（笑）。

近藤　でもこの『メディカルトリビューン』紙を通じて九五年の二月に対談を申し込んで断られたのは事実ですから。

市川　いろんな取材の申し込みとかがあって、いちいち応じられないという事情もあるんです。

本紙　二年前のとき、秘書の方には「ひと月でもふた月でもお待ちしますから」とお伝えしましたよ。そのころ西條さん（国立がんセンター薬効試験部長（当時）・西條長宏さん）にも対談を断られたので、がんセンターでは近藤さんのことは無視することになっているのかなと思ったりしました（以下略）。

これには驚きました。専門家同士の対談では普通、司会者はこんな物言いはしないからです。そのうえ彼は、勤務医や開業医むけにクスリの広報・宣伝をする『メディカルトリビューン紙』の編集者。本来なら、医学界の権威にはシッポを振るところなのに……。――川辺さんの硬骨漢ぶりがよく表れていますが、こういう態度では、経営陣や周囲からどう見られ、どう扱われていたことか……。

はじめて出会ったのは「がん告知問題を考える」という座談会でした（同紙一九八八年一月七日）。がん患者全員に告知しているのは日本で僕だけだからと、企画者の川辺さんから連絡があったのです。

その場では、医療過誤訴訟で代理人として活躍している加藤良夫弁護士と知り合いました。それがきっかけで僕は、被害者の会や弁護士たちの勉強会の講師をつとめ、「医療事故調査会」の設立にかかわることになります。爾来、六〇件以上の医療訴訟で「鑑定書」や「鑑定意見書」を裁判所に提出してきました。もちろん事故を正確に分析して公正・中立な意見を書くよう努めるのですが、すべてが被害者に有利な内容になってしまいました。

そうするうちに知り合ったのが柳原和子さんです。『「在外」日本人』などの優れた著作をものにしたノンフィクション作家で、その頃は医療過誤事件を取材されていました。彼女はのちに卵管がんを発症し、手術や抗がん剤治療を受けたあと、『がん患者学』を出版し、それが本書の伏線になります。話をいったん川辺さんに戻しましょう。

僕が『文藝春秋』に「乳ガンは切らずに治る」という、乳房全摘術を否定する論文を書いたあと、川辺さんは医者たちを取材して「転機を迎える乳癌治療」という記事を連載しました。なかで印象に残ったのが、

「これからの時代、特に癌については、チーム医療が欠かせない。癌診療を個人プレイ的に扱うのは時代錯誤ではないか」

というコメントです。

この発言主が、乳房全摘術を死守せんとする外科医ならわかります。しかし実際には、某大学病院の放射線治療医（助教授）だったのです。その論文で僕が推奨したのは、乳房を残す手術をして放射線を照射する「乳房温存療法」。放射線科医であれば、活躍の場が広がるので、誰しも歓迎するだろうと思っていたので意外です。戦場で背後から味方に撃たれる気持ちがよく理解できました。

ただ医者の世界、とくにがん治療の世界では、こういう発言が誰からも好かれるんですね。現に彼は、教授に昇進したあと、外科系医師らが圧倒的な力をもつ日本癌治療学会でも、会長職に就くことが約束されました。ところが寸前に、週刊誌によって女性関係が暴かれて頓挫し、大学をも辞める羽目になったのです。――天網恢恢疎にして漏らさず、と評したら言い過ぎでしょうか。閑話休題。

そんな川辺さんが手がけたのが、前出の論争集です。僕が何人もの専門家と次々に、丁々発止とやりあうこの本は、ある高名な薬学専門家をして「近藤さんのこれまでの本の中で、いちばんおもしろくて重要だ」と言わしめました。川辺さんの面目躍如です。

ところで、柳原さんの『がん患者学』は、おおぜいの患者たちを取材した労作で、大変な評判を呼びました。ただ、そのサブタイトル「長期生存をとげた患者に学ぶ」からも想像がつくように、患者たちの「死にたくない！」という心情があふれていて、若干違和感をおぼえたのも事実です。僕も患者たちの願いはよくわかるし、みんなに長生きしてほしいと思いますが、半面、人生は有限である以上、無理があることは否めないからです。

ただ柳原さんの術後経過はすこぶる順調で、何年も再発せずにい、その間、対談などのお仕事をご一緒しました。そしてみんなが安堵し、完治宣言をしてもいいのではと思い始めた頃に、忘れようとしても忘れられない出来事が起きたのです。

講演会で大阪に行ったときのことです。医療過誤の被害者、弁護士、出版関係者らが集まってくださり、一夕、鍋を囲むことになりました。そして全員がそろうと、テーブルの向こう側にいた柳原さんが、「近藤さん。これを見て頂戴」と、CTフィルムを渡してきたのです。なんでも検査機関では、診断結果を教えられなかったから、僕に診断してほしいと言うのです。

正直なところ、「なにもこんな席で」と思いはしましたが、断るわけにもいかず、フィルムを天井の灯りにかざした瞬間、僕は息をのみました。肝臓に直径数センチの黒い影が幾つも写っていたからです。――肝臓への多発転移です。こうした転移があると、今後どんな治療をしようと完治は不可能です。

僕は進退窮まりました。誰が見たって肝臓に大きな影が複数あるので、「大丈夫です。異常ありません」とウソをつくことはできない。しかし宴席で、再発だと告げたらどうなるでしょうか……。僕はがんを全員に告知しているといっても、TPOがあります。衆人環視の中での再発告知は見たことも聞いたこともないし、どうしたらいいかわからない。僕はフィルムを宙にかざした姿勢のまま凍りついてしまいました。でも、柳原さんや同席者が固唾をのんで待ち構えている気配が伝わってくる。――一秒が一〇分にも、一時間にも感じられた瞬間です。

やがて僕は意を決し、フィルムをおろして柳原さんに向き合いました。――柳原さんがどれほどの衝撃を受けられたことか、想像に難くありません。同席者らも声を失い、お通夜のようになってしまいました。――僕の人生の中で最も困難で、切なく辛い体験でした。柳原さんはその後、がんを積極的に治療する道を選ばれ、やがて鬼籍に入られました。

本書の企画者・足立恵美さんは、実は柳原和子さんの担当編集者でした。『がん患者学』の取材で柳原さんに同行して来られたのが、僕との初対面です。

足立さんもその後、乳がんを発症します。そのときは僕が慶應病院で、乳房温存療法を実施しました。そして無事に何年もすごして完治したと思っていたら、再発を疑って僕のセカンドオピニオン外来に相談に来られたのです。柳原さんのことが頭をよぎり、ドキドキしました。――でもその後の検査で、再発ではないとわかってひと安心。僕も心から喜びました。ただその時の動揺が、足立さんをして「自立した患者」への思いを強くさせたようです。

がんというむずかしい病にかかり、死を意識しなければならないのに、なお自立し自律した存在であり続けるにはどうしたらいいのか。僕は足立さんの問題意識に共感し、本書をお引き受けすることにしました。——話はいま一度、川辺さんに戻ります。

二〇〇〇年代に入ると、川辺さんとはお仕事の機会がなく、ご無沙汰していました。三砂さんとの結婚も、人づてに聞きおよんだものです。でも志を同じくする彼とは、顔を合わせなくとも心でつながっていると思っていました。実際、菊池寛賞の受賞式に招待したとき、我がことのように喜んでくださったものです。

ところがそれから数か月して、川辺さんが僕のセカンドオピニオン外来に現れたのです。しかも、中咽頭がんの四期でした。一〇人が治療を受けた場合、五年後に生き残っているのが二〜三人という、タチの悪いがんです。川辺さんへの説明は、柳原さんのときにも劣らぬ苦渋にみちたものになりました。

川辺さんは放射線治療を選ばれたのですが、そう時をおかずに再発しました。運命は定まったと言えます。それで今生のお別れにと（本人にそうとは言いませんが）川辺さんを新宿の寿司屋にお招きしたとき、付き添ってこられたのが三砂さんです。和服がとてもよくお似合いで、大学の講義もたいてい和服姿なのだとか。『オニババ化する女たち——女性の身体性を取り戻す』や『女が女になること』などを書かれた理由がよくわかった気がしました。

川辺さんはその後ご自宅で、三砂さんに看取られて亡くなられたと聞き及びました。もう三砂さんにお会いすることもないかな、と思っていたら、足立さんは三砂さんの編集者でもあったのです。そしてこの本のことを知ったら、私も聞き手として参加する、と手を挙げてくださったので、僕としては大歓迎。この顔ぶれになった次第です。

見方によってはどうでもいいことを長々と申し上げましたが、人は亡くなっても親しい方がたの心のなかで生きている、あなたを覚えている人びとが死に絶えるまでは生き続ける、と信じるがゆえです。読者にとって、なにかひとつでも参考になることがありましたら幸いです。川辺さんと柳原さんのご冥福をお祈りいたします。合掌。

聞き手について

三砂ちづる（みさご・ちづる）

津田塾大学国際関係学科教授。1958年、山口県生まれ。兵庫県西宮市で育つ。京都薬科大学卒業。ロンドン大学Ph.D.（疫学）。専門は疫学、母子保健。一般書としてはじめて書いた『オニババ化する女たち』（光文社新書）がベストセラーに。以後、『女たちが、なにか、おかしい　おせっかい宣言』（ミシマ社）、『女が女になること』（藤原書店）、『死にゆく人のかたわらで』（幻冬舎）、小説『月の小屋』（毎日新聞社）など多数の著書がある。対談集に『女子の遺伝子』（よしもとばなな、亜紀書房）、『身体知』（内田樹、講談社+α文庫）など。

著者について

近藤 誠（こんどう・まこと）

1948年東京都生まれ。近藤誠がん研究所所長。73年慶應義塾大学医学部卒業、同大学医学部放射線科入局。79～80年アメリカ留学。83年から同医学部放射線科講師を務める。乳房温存療法のパイオニアとして知られる。96年の『患者よ、がんと闘うな』（文藝春秋）以降、医療界にさまざまな提言を行っている。2012年には第60回菊池寛賞を受賞。14年慶應義塾大学医学部を定年退職。13年「近藤誠がん研究所　セカンドオピニオン外来」を開設している。著書に『がん放置療法のすすめ』『抗がん剤だけはやめなさい』『成人病の真実』『健康診断は受けてはいけない』（文藝春秋）、『医者に殺されない47の心得』（アスコム）、『がん患者よ、近藤誠を疑え』（日本文芸社）、『免疫療法に近づくな』（亜紀書房）、『がん治療の95％は間違い』（幻冬舎）など多数がある。

がん患者《かんじゃ》自《じ》立《りつ》学《がく》

2017年4月25日　初版

著　者　近藤誠

発行者　株式会社晶文社
東京都千代田区神田神保町1-11　〒101-0051
電　話　03-3518-4940（代表）・4942（編集）
URL　http://www.shobunsha.co.jp

印刷・製本　中央精版印刷株式会社

ISBN978-4-7949-6957-6 Printed in Japan

好評発売中

日本の反知性主義〈犀の教室〉　内田 樹 編

集団的自衛権の行使、特定秘密保護法、改憲へのシナリオ……あきらかに国民主権を蝕み、平和国家を危機に導く政策が、どうして支持されるのか？　政治家たちの暴言、メディアの迷走…日本の言論状況、民主主義の危機を憂う、気鋭の論客たちによるラディカルな分析

民主主義を直感するために〈犀の教室〉　國分功一郎

「何かおかしい」という直感から、政治へのコミットメントははじまる。パリの街で出会ったデモ、小平市都市計画道路反対の住民運動、辺野古の基地建設反対運動……哲学研究者が、さまざまな政治の現場を歩き、対話し、考えた思索の軌跡

さらば、政治よ　渡辺京二

熊本にいて、広く世界を見渡す賢人、渡辺京二。自分の一生を得心するにあたって、国の行方など、自分の幸福にはなんの関係もないことがわかってきた。できるかぎり管理されることから離れて、まわりの人と人生や食や町を楽しみたい。反骨の人の生きる知恵

昭和を語る——鶴見俊輔座談　鶴見俊輔

戦後 70 年。戦争の記憶が薄れ、「歴史修正主義」による事実の曲解や隠蔽などから周辺諸国とのコンフリクトが起きている昨今、『鶴見俊輔座談』（晶文社）が残した歴史的・思想的役割は大きい。座談集（全 10 巻）から厳選して若い読者に伝える。【解説】中島岳志

環境と経済がまわる、森の国ドイツ　森まゆみ

ドイツは福島第一原発の事故を受け、脱原発に舵を切った。原発に頼らない社会をどのように達成しようとしているのか？　環境都市フライブルク、町自前の電力会社をもつシェーナウなどの町を訪ね、市民の実感を伴う、環境対策、脱原発への道筋を探る

オキシトシン　シャスティン・ウヴネース・モベリ　瀬尾智子・谷垣暁美訳

私たちのからだには安らぎをもたらすシステムが備わっており、オキシトシンという脳内物質がその重要な鍵をにぎっている。近年ますます注目を集めるオキシトシンのさまざまな効果を究明し、その分泌をうながし、システムを活性化する方法を明らかにする

老人ホームで生まれた〈とつとつダンス〉　砂連尾理

京都・舞鶴の特別養護老人ホームで始まった「とつとつダンス」は、お年寄り、ホームの職員、地域住民らを巻き込み、ワークショップや講演へと広がる。気鋭のダンサーが老人ホームで見つけた身体コミュニケーションが、介護の新しい可能性をひらく